关节腔积液细胞学图谱

Cytology atlas of articular cavity effusion

主　编　梁　勤　闫立志　张军格

科学出版社

北　京

内 容 简 介

全书共分为四章，包括概述、关节腔积液检验及质量控制、关节腔积液细胞形态学检验及病例分析。本书具有系统性、实用性、多样性的特色，旨在为广大细胞形态学爱好者提供借鉴、范例和参照标准，从而更好地为临床服务。该书是检验科必备的工具书，也是医学院校临床检验医学及相关专业的学生和教学人员的良好辅助教材。

图书在版编目(CIP)数据

关节腔积液细胞学图谱 / 梁勤, 闫立志, 张军格主编. -- 北京：科学出版社，2024. 6. -- ISBN 978-7-03-078912-9

Ⅰ. R322.7-64

中国国家版本馆 CIP 数据核字第 2024MS2613 号

责任编辑：程晓红 / 责任校对：张　娟
责任印制：师艳茹 / 封面设计：龙　岩

科 学 出 版 社 出版

北京东黄城根北街 16 号
邮政编码：100717
http://www.sciencep.com

三河市春园印刷有限公司印刷
科学出版社发行　各地新华书店经销

*

2024 年 6 月第 一 版　开本：787×1092　1/16
2024 年 6 月第一次印刷　印张：11 1/2
字数：272 000

定价：118.00 元

（如有印装质量问题，我社负责调换）

编著者名单

主　编　梁　勤　闫立志　张军格

副主编　曹　喻　杨清兰　张春莹

　　　　　刘超群　茹进伟　冯厚梅

编著者　（按姓氏笔画排序）

　　　　　于波海　广州中医药大学深圳医院（福田）

　　　　　马继海　甘肃省中医院

　　　　　王　卓　复旦大学生物医学研究院

　　　　　王　晶　甘肃中医药大学

　　　　　王丹丹　郑州大学第二附属医院

　　　　　亓　涛　南方医科大学南方医院

　　　　　尤从新　甘肃省中医院

　　　　　付　慧　甘肃省中医院

　　　　　付强强　南方医科大学南方医院

　　　　　白孝成　郑州颐和医院

　　　　　冯厚梅　南方医科大学南方医院

　　　　　司徒博　南方医科大学南方医院

　　　　　乔登嬅　甘肃省中医院

　　　　　庄丽花　泉州市正骨医院

　　　　　刘　晖　甘肃省中医院

　　　　　刘超群　金华职业技术大学

　　　　　闫立志　南方医科大学南方医院

　　　　　李　强　浙江省中医院

　　　　　李国铎　甘肃省中医院

李宜醒　郑州颐和医院

李爱强　甘肃省中医院

杨巧林　甘肃省中医院

杨清兰　泉州市正骨医院

肖伟利　内蒙古自治区人民医院

何永建　南方医科大学南方医院

邱庆华　攀枝花市中西医结合医院

张　博　陆军第八十三集团军医院

张　锐　甘肃省中医院

张　静　郑州颐和医院

张　静　南方医科大学南方医院

张　磊　甘肃省中医院

张军格　象山县红十字台胞医院

张红凤　泉州市正骨医院

张春莹　四川大学华西医院

陈丽惠　福建医科大学附属协和平潭分院（平潭综合实验区医院）

陈耀凯　象山县红十字台胞医院

林宛颖　南方医科大学南方医院

周　杰　遵义医科大学附属医院

孟祥云　甘肃省中医院

赵灵芝　甘肃省中医院

赵倩倩　长治医学院附属和平医院

胡　晶　重庆医科大学

柳海平　甘肃省中医院

茹进伟　乐昌市人民医院

骆小宁　义乌市中心医院

骆元斌　甘肃省中医院

袁文慧　象山县红十字台胞医院

徐　梅　遵义医科大学附属医院

徐秀奇　象山县红十字台胞医院

徐淑贞　浙江省中医院

高　洋　包头市肿瘤医院

郭庆昕　泉州市正骨医院

唐　治　甘肃省中医院

唐玉凤　中国中医科学院西苑医院

黄广振　河南省骨科医院

黄冰莹　泉州市正骨医院

曹　科　深圳市儿童医院

曹　喻　遵义医科大学附属医院

曹楠楠　广州中医药大学第二附属医院

康丽霞　新乡医学院第三附属医院

梁　勤　甘肃省中医院

鲁　彦　甘肃省人民医院

谢荣章　云浮市人民医院

鲍　峥　象山县红十字台胞医院

魏　曼　甘肃省中医院

序 一

今有幸阅读《关节腔积液细胞学图谱》一书，倍感高兴和欣慰，欣慰的是国内有许多从事细胞学检验人员，他们一直致力于该领域的研究和创新，并将一些常规检验项目做得更精细，挖掘其更深的临床应用价值和科学内涵。细胞学检验是临床检验基础中不可缺少的实验诊断技术，是某些疾病诊断的"金标准"，也是检验专业技术人员必备的基本功。近些年，国内的一些专家学者先后出版了关于浆膜腔积液、肺泡灌洗液及脑脊液等体液细胞学检验专著，然而对关节腔积液细胞学的研究相对较少，缺少参考资料或相关书籍，《关节腔积液细胞学图谱》的出版，恰好填补了国内该领域的空白。

《关节腔积液细胞学图谱》一书由梁勤、闫立志、张军格三位教授主编，全国多位从事该领域的专家学者参编，他们从事细胞学检验多年，有着丰富的临床经验，并在工作中收集了大量临床经典案例，拍摄数千张高清图片，查阅了大量文献资料，在整个团队共同努力下将本书编写完成，给大家呈现了一部高质量的形态学著作。

关节腔积液作为一种特殊的体液标本，其细胞学检验在骨关节病的辅助诊断、临床监测中必不可少。该书从细胞形态学的角度，通过清晰的图片、详细的文字描述，介绍了多种骨关节疾病的关节腔积液细胞形态特征，通过典型的病例分析，系统地介绍了关节腔积液细胞形态学的检验诊断思路和技术方法。本书内容全面，通过对关节解剖结构和组织学的介绍，可以让读者了解到关节液的产生和关节腔积液检验的临床意义；本书详细阐述了关节腔积液常规检验和细胞学检验的具体内容、制片方法、染色方法及报告模式，同时详细介绍了偏振光显微镜在结晶鉴别中的重要性；本书图文并茂，覆盖了关节腔积液中的各种有形成分，系统地分析了各种常见或罕见细胞、结晶形态特征及鉴别要点。本书另一大特色是在介绍经典临床案例及诊断思路的基础上，增加了知识拓展，让读者学有所思，学有所得，学有所悟。

《关节腔积液细胞学图谱》一书内容全面、文字精炼，具有较强的可操作性和实用性，适用于各级医疗机构，有利于提高检验专业技术人员细胞形态学水平，从而保证关节腔积液检验质量；对于临床医师，在骨关节疾病的诊断和治疗方面，一本专业的关节腔积液细胞学图谱同样有参考价值；细胞学是一门基础学科，培养更多热爱细胞学专业学生同样重要，所以这本图谱可以作为各医学院校临床医学及医学检验专业学生的辅助教材。

"大道行思，取则行远"，细胞学的发展离不开一代代检验人的努力，需要传承，更需要创新，只有将细胞学与其他学科交叉融合，才能探索更为深刻的科学内涵。我相信本书的出版具有桥梁纽带作用，为我国体液细胞学的全面发展奠定坚实的基础。

南方医科大学南方医院

2024年4月

序 二

关节腔积液细胞学检验与诊断是各类医院均能开展的检验技术，具有取材方便、操作简便、诊断快速等优势，但其临床价值被许多检验人员及临床医师严重低估。随着医疗技术的发展，许多新的检验技术不断应用于临床，但细胞学检验仍不可小视，可以作为临床诊断的第一手资料，提供大量有诊断价值的信息，受到各级医院越来越多的重视。特别是近些年来，人工智能在形态学的广泛应用，以及手机摄片技术和信息化网络交流技术的推广，使细胞形态学得到了快速的发展，也为关节腔积液细胞学检验与诊断技术水平的提升创造了良好的条件。

以梁勤、闫立志、张军格为代表的细胞学青年专家们，他们刻苦钻研、勤奋工作、敢于奉献，积累了丰富的临床经验。他们组织多位从事细胞形态学检验专家和学者，将临床案例和经验总结编著成这本《关节腔积液细胞学图谱》，能把小小关节腔积液形态汇聚成一本近200页的专著实在令人敬佩，值得为他们庆贺和点赞。本书以通俗的语言介绍了关节腔积液中常见的和罕见的细胞形态特征及临床意义，并对图片中的细胞进行了详细的描述，以独到的视角系统地呈现关节腔积液检验的技术要点和诊断思路。书中图片清晰、内容丰富、案例典型，便于读者学习和掌握。书中所蕴含的智慧与经验，能够为体液细胞学的发展添砖加瓦，为医学检验事业的进步增添新动力。

本书详细介绍了关节腔及关节腔积液的基础知识，着重阐述了关节腔积液检查方法和质量控制措施，明确了常见问题的解决方案，重点介绍了关节腔积液各种细胞、结晶、病原微生物等形态学特征和临床意义；此外，列举了许多经典的临床案例，并进行了详细的分析和知识拓展，使得本书更具实用性。给我印象最深的是书中的个别案例和图片是十分罕见的，也充分展示了集体的力量和合作的重要性。此书受众面广，不仅仅是检验人员十分有用的工具书，我相信也会被骨科、风湿科等临床医师所喜欢。

　　本人先睹为快，深感《关节腔积液细胞学图谱》不仅是一本全面、系统的学习手册，更是一本指导实践的经验宝典，所以我欣然为本书作序，愿意把此书推荐给广大读者，也祝愿本书能为广大骨关节病患者带来福音，为临床诊断和治疗做出更多的贡献。

吴荻

2024 年 4 月

前　言

近年来，关节疾病的发病率日益增高，给患者带来了较大的健康威胁和经济负担。关节腔积液细胞学检验作为临床诊断的重要手段之一，在各种关节疾病的诊断、鉴别诊断、治疗方案制订和预后疗效评估方面中发挥着不可替代的作用。然而，目前国内关节液细胞学检验相关的书籍比较少，无法满足日常学习和交流的需要。基于此，我们组织全国从事该领域的检验专家共同编写了《关节腔积液细胞学图谱》一书，旨在弥补目前关节腔积液检验领域的知识空白，系统梳理关节腔积液检验的现状和技术要点，为医疗工作者提供一份系统全面的参考资料。

本书分别介绍了关节腔积液细胞学概述、关节腔积液检验及质量控制、关节腔积液细胞形态学检验及案例分析。在关节腔积液检验及质量控制部分，详细讨论了检验过程中的注意事项、常见问题及质量控制措施，确保检验结果的准确性和可靠性。在关节腔积液有形成分形态特征及临床意义部分，针对不同类型的细胞形态特征进行详细描述，并探讨其在临床诊断中的意义和应用。在关节腔积液检查病例分析部分，通过具体案例对前述内容进行实际应用和展示，帮助读者更好地将理论与实践相结合。

本书的主要特色：①系统性。本书以关节解剖结构、组织学及生理功能为出发点，延伸关节腔积液检验过程中的各个方面，结合临床实践中的实际需求，为读者提供了一份全面、可靠的学习资料。②实用性。本书不仅是一本关节腔积液细胞学的理论教材，还是一本将理论与实践相结合的指南性手册。每一章节都经过了编者们的反复推敲和实践验证，旨在为临床医师和相关医疗人员提供一份直接可用的工具书，帮助他们更准确、更快速地进行关节腔积液检验，并将检验结果应用于临床诊断和治疗实践。③多样性。本书包含了对不同类型积液的形态特征和临床意义的深入探讨。通过对病例的分析，读者可以更直观地理解关节腔积液检验在实际临床中的应用价值，从而提高诊断的准确性和治疗的针对性。此外，本书还充分借鉴了国内外相关研究成果，为读者提供了一个全面了解关节腔积液检验领域最新进展的窗口，有助于读者了解最新的研究进展，不断提升自身的临床实践水平。

本书适合广大临床医师、医技人员、研究人员及相关医学教育者阅读参考。无论是从事关节疾病诊治工作的医师，还是从事相关研究和教学的专家学者，亦或从事医学技术工作的医技人员，都可以通过本书系统了解关节腔积液检验的理论知识和实践操作，提高自身的学术水平，增强临床实践能力。

感谢本书的编写团队，正是他们的辛勤劳动和无私贡献，才使得本书得以顺利完成。特别感谢南方医科大学南方医院郑磊教授和形态学专家吴茅教授为本书作序，并提出了很多宝贵意见，使得本书更具实用性。然而，我们深知本书仍有许多不足，因此，诚邀广大读者和同行提出宝贵意见和建议，以便在今后的修订和更新中不断改进，更好地为医疗实践服务。

2024 年 3 月

目　　录

第一章

概　述

第一节　关节解剖结构与组织学

关节（joint，articulation）是指两个或多个骨骼之间的连接部分，属于骨的间接连接形式。在人体中起到连接骨骼、增加人体灵活性、保障人体正常功能活动及缓冲运动时产生的震动和冲击的作用，是人体功能活动得以实现必不可少的重要结构。

一、关节解剖结构

（一）主要结构

关节可分为主要结构和辅助结构两部分。前者是所有关节必须具备的，后者则因关节的不同而有所差异。关节的主要结构有关节面（articular surface）、关节囊（articular capsule）和关节腔（articular cavity），即关节的三要素（图1-1）。

1.关节面　相连的两个关节面多为一凸一凹，凸的为关节头，凹的为关节窝，关节头表面覆盖一层关节软骨，关节软骨大多为透明软骨，少数为纤维软骨（如胸锁关节和下颌关节的关节面软骨）。关节软骨平均厚度为1～1.5mm，最厚可达7mm，终身不骨化。关节软骨具有缓冲关节冲击及压力的作用，具有优异的弹性及应力性能。如人在行走时，髋、膝关节的关节软骨所受负荷为体重的4倍；当从1m的高处落下时，膝关节软骨所承受压力高达体重的25倍；此外，关节软骨周围因关节液的存在，软骨间的摩

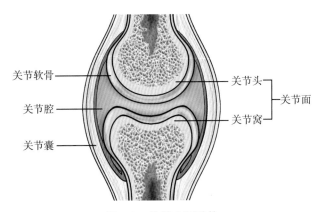

图1-1　关节主要结构

擦系数小于0.002，便于关节的高效活动。关节软骨中无神经及血管分布，其微观结构中存在许多空隙，是一种优良的黏弹性材料，同时组织间充满关节液，在应力作用下，关节软骨间的关节液与关节腔中的关节液进行交换，是关节软骨获得营养的重要途径。

2.关节囊　关节囊为附着在关节面周围的结缔组织，可分为内、外两层。外层称为纤维层，是致密结缔组织，其厚薄及张弛程度因关节功能不同而有所差异。内层称为滑膜层，由疏松结缔组织构成，呈淡红色，滑膜层表面有众多小凸起，称为滑膜绒毛，它扩大了滑膜的表面积，利于滑膜分泌滑液。在大多数关节如膝关节中，滑膜向关节腔内突出形成滑膜襞，向外突出则形成滑膜囊。

滑膜分泌的滑液，在关节腔中称为关节液。正常关节液一般为清亮或淡黄色的黏蛋白液，略呈碱性，具有营养关节软骨、半月板、关节盘的作用，能够提高关节的运动效能，减少关节表面的摩擦及侵蚀，是一种良好的润滑剂。

3.关节腔　关节腔是关节面和关节囊围成的狭窄间隙，正常时含有少量关节液。关节腔内为负压，是维持关节稳定的重要因素之一。

（二）辅助结构

关节除主要结构外，有些关节还具有韧带、滑膜囊、滑囊襞、关节唇及关节内软骨等辅助结构。

1.韧带　由致密结缔组织构成，连接相邻的骨，对关节有加固作用，可分为囊韧带（为关节囊的局部增厚）、囊外韧带和囊内韧带3种。

2.滑膜囊　为关节囊滑膜层向外突出形成的囊状结构，位于肌腱与骨之间，囊腔内有滑液，当肌肉收缩时，滑液可减少肌腱与骨之间的摩擦。

3.滑囊襞　是关节囊滑膜层凸向关节内侧皱襞。有的滑膜襞内含有脂肪，称为脂肪皱襞，可以填充关节腔空隙，使关节面更加适合和稳固，并可缓冲震动和减小摩擦。

4.关节唇　是附着在关节窝周缘的环状纤维软骨板，有加深关节窝、增大关节面的作用，如肩关节和髋关节均有此结构。

5.关节内软骨　由纤维软骨构成，位于关节腔内，多存在于活动频繁且骨关节面不相匹配的关节中，分为关节盘和半月板两种。关节内软骨不仅使骨关节面相匹配，还可缓冲关节震动，增大关节活动度。

二、关节组织学

关节分为可动关节和不可动关节两大类型，可动关节结构复杂，主要由关节面、关节软骨、关节囊和关节液等构成。关节面所代表的骨由骨组织、骨膜、骨髓等构成，骨组织是一种坚硬且具有相当韧性的结缔组织，由大量钙化的细胞间质及数种细胞组成。钙化的细胞间质称为骨基质。骨组织细胞有骨原细胞、成骨细胞、骨细胞及破骨细胞4种，其中骨细胞最多，位于骨基质内，其余3种细胞均位于骨组织的边缘。

（一）骨基质

骨基质，即骨的细胞间质，由有机成分和无机成分构成，含水极少。有机成分由成骨细胞分泌形成，包括大量胶原纤维（占有机成分的95%）及少量无定形基质。无定形基质为凝胶，内含中性或弱碱性糖胺多糖，有黏附胶原纤维的作用。基质中还含有两种钙结合蛋白：骨钙蛋白（osteocalcin）和骨磷蛋白（phosphophoryms）。前者有两个与钙亲和力强的部位，后者则有许多钙结合部位，但只有一部分骨磷蛋白是可溶性的，其余均与胶原纤维相结合。钙结合蛋白与钙化及钙的运输有关。无机成分又称骨盐（bone mineral），主要为羟磷灰石结晶（hydroxyapatite crystal），属不溶性中性盐，呈细针状，长 10～20nm，沿胶原纤维长轴规则排列并与之结合。骨基质内有机成分与无机成分的紧密结合使骨十分坚硬。

骨基质结构呈板层状，称为骨板（bone lamella），成层排列的骨板犹如多层木质胶合板。同一骨板内的纤维相互平行，相邻骨板的纤维则相互垂直，这种结构形式有效地增强了骨的支持力。

（二）骨组织细胞

1. **骨细胞**　骨细胞（osteocyte）单个分散于骨板内或骨板间。骨细胞是许多细长突起的细胞，胞体较小，呈扁椭圆形，其所在空隙称为骨陷窝（bone lacuna），突起所在的空隙称为骨小管（bone canaliculus）。相邻骨细胞的突起以缝隙连接相连，骨小管则彼此连通。骨陷窝和骨小管内含组织液，可营养骨细胞和输送代谢产物。骨陷窝周围的薄层骨基质钙化程度较低，并可不断更新。在机体需要时，骨细胞的溶骨作用可溶解此层骨基质，使 Ca^{2+} 释放入骨陷窝的组织液中，继而进入血液，对维持血钙的动态平衡有一定作用。

2. **骨原细胞**　骨原细胞（osteoprogenitor cell）是骨组织中的干细胞，位于骨外膜及骨内膜贴近骨处。细胞较小，呈梭形，胞核椭圆形，胞质少，弱嗜碱性。当骨组织生长或改建时，骨原细胞能分化为成骨细胞。

3. **成骨细胞**　成骨细胞（osteoblast）分布在骨组织表面，成年前较多，常排成一层，成年后较少。成骨细胞具有细小的突起，胞体椭圆形，其突起常伸入骨质表层的骨小管内，与表层骨细胞的突起形成连接；胞核圆形，多位于细胞的游离端；胞质嗜碱性，电镜下可见大量粗面内质网和发达的高尔基复合体。成骨时，成骨细胞分泌骨基质的有机成分，称为类骨质（osteoid），同时以类似顶浆分泌的方式向类骨质中释放一些小泡，称基质小泡（matrix vesicle）。基质小泡直径约 0.1μm，有膜包被，膜上有碱性磷酸酶、焦磷酸酶和 ATP 酶，泡内含钙和小的羟磷灰石结晶。一般认为，基质小泡是使类骨质钙化的重要结构。近年来发现，骨基质中的钙结合蛋白均由成骨细胞分泌产生。当成骨细胞被类骨质包埋后，便成为骨细胞。

4. **破骨细胞**　破骨细胞（osteoclast）主要分布在骨组织表面，数目较少。破骨细胞是一种多核的大细胞，直径约 100μm，含有 2～50 个核。目前认为它由多个单核细胞融合而成，无分裂能力。光镜下，破骨细胞贴近骨基质的一侧有纹状缘，胞质呈泡沫状，在 HE 染色的切片中胞质易被伊红染色。电镜下其贴近骨基质一侧有许多不规则的微绒毛，称为皱褶缘（ruffled border），即光镜下的纹状缘。在皱褶缘的周缘有一环形胞质区，内有多量微丝，而无其他细胞器，称为亮区（clear zone）。亮区的细胞膜平整并紧贴于骨基质表面，形成一道环形胞质围墙，使其所包围的区域成为封闭的微环境区。破骨细胞功能活跃时，向此区释放多种蛋白酶、碳酸酐酶、乳酸及柠檬酸等，在酶和酸的作用下，骨基质溶解。皱褶缘可增大吸收面积，电镜下可见皱褶缘基部有吞饮泡和吞噬泡，泡内含小骨盐结晶等有机成分，表明破骨细胞有溶解和吸收骨基质的作用。

（三）关节软骨

软骨（cartilage）由软骨组织及其周围的软骨膜构成。软骨是固态的结缔组织，略有弹性，能承受压力和耐摩擦，有一定的支持和保护作用。胎儿早期的躯干和四肢支架主要为软骨，发育成熟后，软骨仅分布于关节面、椎间盘、某些骨连接部位、呼吸道及耳廓等处。软骨组织由软骨细胞、基质及纤维构成。根据软骨组织所含纤维的不同，可将软骨分为透明软骨、纤维软骨和弹性软骨3种。

1.透明软骨　透明软骨（hyaline cartilage）在关节中分布较广，成体的关节软骨、肋软骨及呼吸道的一些软骨均属这种软骨。新鲜时透明软骨呈半透明状，较脆，易折断。透明软骨间质中的纤维为胶原原纤维，含量较少，基质较丰富。

软骨细胞（chondrocyte）位于软骨基质内的小腔——软骨陷窝（cartilage lacuna）中。陷窝周围有一层含硫酸软骨素较多的基质，称为软骨囊（cartilage capsule），染色时呈强嗜碱性。软骨细胞在软骨内的分布有一定规律，靠近软骨膜的软骨细胞较幼稚，体积小，呈扁圆形，单个分布；位于软骨中部的软骨细胞接近圆形，成群分布，每群有2～8个细胞，它们是由一个细胞分裂增生而成，故称同源细胞群（isogenous group）。同源细胞群中的细胞分别围以软骨囊。软骨细胞的胞核呈椭圆形，胞质弱嗜碱性。新鲜软骨的软骨细胞充满软骨陷窝内。但在HE染色切片中，软骨细胞收缩成不规则形，故软骨囊和细胞之间出现较大的空隙。软骨细胞的超微结构特点是胞质内有丰富的粗面内质网和发达的高尔基复合体，还有一些糖原和脂滴，线粒体较少。软骨细胞主要以糖酵解方式获得能量。

软骨组织的细胞间质称为软骨基质，由无定形基质和包埋在基质内的纤维构成，其化学成分主要为嗜碱性软骨黏蛋白，它以长链的透明质酸分子为主干，干链上以许多较短的蛋白质链连接硫酸软骨素A、硫酸软骨素C和硫酸角质素。这种羽状分支的大分子结合大量的水，大分子又互相结合构成分子筛，并与胶原原纤维结合在一起形成固态结构。基质内的小腔称为软骨陷窝，软骨细胞位于此陷窝内。光镜下，基质呈嗜碱性，软骨陷窝周围的基质含硫酸软骨素较多，胶原纤维少或无，故嗜碱性强，染色深，称为软骨囊。软骨囊之间含胶原纤维较多，呈弱嗜酸性。此外软骨内无血管，但由于软骨基质内富含水分（约占软骨基质的75%），通透性强，故软骨深层的软骨细胞仍能获得必需的营养。

透明软骨中无胶原纤维，但有一些由Ⅱ型胶原组成的胶原原纤维，呈交织状分布。胶原原纤维直径为10～20nm，无明显横纹，其折光率与基质相近，故在光镜下不易分辨。软骨囊之间含胶原原纤维较多，故呈弱嗜酸性。

关节软骨是由致密结缔组织构成的透明软骨，是一种无血管、神经及低细胞含量的组织，从微观角度，软骨主要由细胞外基质和软骨细胞构成，占组织体积5%的软骨细胞分散在高度结构化的细胞外基质中。细胞外基质由Ⅱ型胶原蛋白网络和充填其中的蛋白聚糖（如聚集聚糖、润滑素、串珠素）和糖胺聚糖（如透明质酸）组成，可为关节提供低摩擦和高度耐磨的表面，具有传递关节负荷、吸收振荡和润滑关节等功能。由于软骨本身无神经和血管分布，因此膝关节的痛觉和本体觉主要依赖分布于关节滑膜、关节囊、肌肉及软骨下骨的神经末梢传导。关节软骨具有一定的代谢能力，健康的软骨处于降解与合成相适应的动态平衡之中。

2.纤维软骨　纤维软骨（fibrous cartilage）分布于椎间盘、关节盘及耻骨联合等处。纤维软骨的结构特点是有大量呈平行或交错排列的胶原纤维束，其化学成分为Ⅰ型胶原蛋白，基质中软骨细胞较小而少，常成行分布于纤维束之间。HE染色切片中，胶原纤维染成红色，纤维束间的基质很少，呈弱嗜碱性，软骨囊则呈强嗜碱性。

3.弹性软骨　弹性软骨（elastic cartilage）分布于耳廓及会厌等处。结构特点是间质中有大量交织分布的弹性纤维，软骨中部的纤维更为密集。弹性软骨具有较强的弹性。

（四）滑膜及滑膜细胞

关节囊可分内、外两层，外层纤维排列紧密，与腱和韧带相连处明显增厚；内层较疏松，称为滑膜（synovial membrane）。滑膜是一种在胚胎阶段形成的，在生长发育过程中退化不全而留存的半透明疏松结缔组织。滑膜内层常被覆2～4层扁平或立方形的上皮样结缔组织细胞，称为滑膜细胞（synovial cell）。

在组织切片中，滑膜细胞的形态与纤维母细胞相似，但滑膜细胞具有多形性，如燕麦形、卵圆形、多角形或梭形。组织培养证明滑膜细胞具有双向分化能力，并有形成"膜"的倾向。电镜下可区分出两种滑膜细胞，一种似巨噬细胞，称A型细胞，含溶酶体较多，有吞噬能力；另一种似成纤维细胞，称B型细胞，能分泌透明质酸和一些黏蛋白，组成关节液。由于滑膜细胞与其深层的纤维细胞无基底膜相隔，而是直接与结缔组织或脂肪组织相连接，故在关节发生炎症时两型细胞都可以增生，且容易蔓延至周围组织。此外，由于滑膜细胞是相对未分化的细胞，再生能力强，受损伤后修复，且常增生过度，或化生形成软骨或骨化小灶，因此在关节软骨周边若发生部分损伤或关节炎时，可增生形成纤维软骨，继而骨化形成骨赘，以致在关节边缘形成唇样增生。滑膜细胞能转运液体和电解质出入关节腔。关节炎症或损伤都可以不同程度地累及滑膜而使其发生充血水肿、炎细胞浸润、关节积液和滑膜细胞增生。

正常状态下的滑膜由单个或重叠的滑膜细胞构成，连接于结缔组织基质上，含有丰富的小血管和胶原纤维，不含弹性纤维。质地薄而柔韧，富有弹性，颜色接近透明，可随膝关节活动改变大小及形状。滑膜组织按位置不同，其常见外观、起源、活动范围及对膝关节活动的影响均有所不同。典型的髌上滑膜起源于股骨干垢端滑膜及股四头肌腱后方滑膜，延伸至髌上囊内侧壁，有时围绕成一个半圆形开口，使髌上囊与膝关节主要腔隙相通。若髌上滑膜完整没有开口，膝关节将被分隔成两个独立腔室。有研究指出部分髌上滑膜可能与髌内侧滑膜发生融合。髌内侧滑膜起自于髌下脂肪垫，也可看作起自关节囊内层滑膜襞，有些髌内侧滑膜与髌上或髌下滑膜融合。髌下滑膜也被称为黏膜韧带，起自髁间窝底部或髌下脂肪垫，在矢状面可向上、向下及向前移动，大致平行于前交叉韧带，并与覆盖髌下脂肪垫的滑膜融为一体，可能与前交叉韧带相连，甚至包绕该韧带。有关髌骨外侧滑膜的报道较少，目前认为它的来源与髌内侧滑膜相似，起自髌下脂肪垫向髌骨外上方延伸。

（五）滑膜关节

滑膜关节是指由滑膜组成的关节。正常的关节滑膜只有几层细胞，折叠后在关节内形成腔，形成滑膜关节。滑膜关节的滑膜层可能是形成的褶皱或细小的指状突起（绒毛），也可能是延伸到关节腔的永久性突起，不覆盖关节软骨。较大的滑膜皱襞包含神经、血管、淋巴管，偶尔也有脂肪细胞聚集。在滑膜内有浅丛和深丛两个淋巴，神经末梢和血管的树枝状分布发生在滑膜的深丛。在滑膜关节某些区域，滑膜层可能与邻近的脂肪或肌肉组织或骨膜相连，根据结合的组织不同，可将滑膜分为纤维、网状（疏松结缔组织）和脂肪滑膜。纤维滑膜覆盖关节间韧带和肌腱等受到压力的关节。滑膜与疏松的结缔组织结合，通常覆盖关节中压力或应力最小的部分。脂肪滑膜覆盖关节内脂肪组织的沉积，并认为可提供缓冲作用。

第二节　关节的分类与作用

一、关节的分类

根据骨连结的组成方式及活动情况可将关节分为不动关节、动关节及半关节3类。

1.不动关节　两骨之间以结缔组织相连结，中间没有任何缝隙，又称无腔隙连结。如前臂骨之间或小腿骨之间的韧带联合，椎骨之间的软骨结合（图1-2），以及坐骨、耻骨和髂骨之间的骨性结合等。

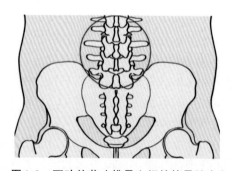

图1-2　不动关节（椎骨之间的软骨结合）

2.动关节　相邻骨之间的连结组织中有腔隙的连结，又称有腔隙骨连结。人体绝大部分骨连结属于此种类型，如肩关节、肘关节、腕关节、髋关节、膝关节、踝关节等（图1-3），它们是骨转动的枢纽（即支点或支轴）。

3.半关节　是动关节和不动关节之间的过渡连结方式。其特点是两骨之间以软骨组织直接相连结，软骨内有呈裂缝状的腔隙，活动范围很小，如耻骨联合（图1-4）。

根据关节运动轴的多少和关节面的形态，可将关节分为单轴关节、双轴关节、多轴关节等。

1.单轴关节　包括滑车关节及圆柱关节两种，其中滑车关节的关节头呈滑车状，

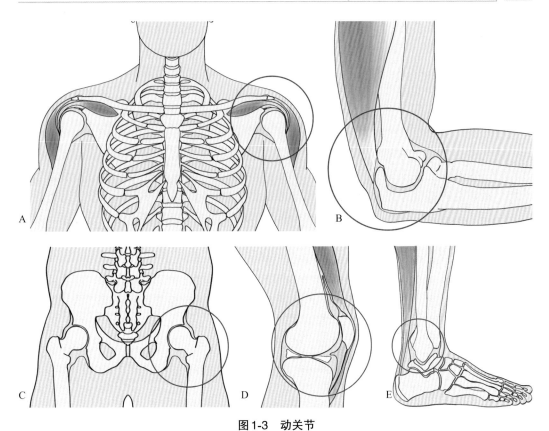

图1-3 动关节
A.肩关节；B.肘关节；C.髋关节；D.膝关节；E.踝关节

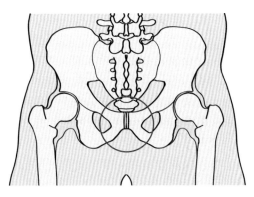

图1-4 半关节（耻骨联合）

只有一个运动轴，而圆柱关节的关节头呈圆柱状，可绕垂直轴或者自身的长轴做回旋活动。

2.双轴关节 包括椭圆关节和鞍状关节，椭圆关节的关节头和关节窝都呈椭圆形，可进行屈伸、内收外展及环转活动，如桡腕关节；鞍状关节的两关节面则均为马鞍形，成十字交叉结合，可做多方向的活动，如拇指腕掌关节。

3.多轴关节 有3个或3个以上的活动轴，常见的有球窝关节、杵臼关节及平面关节，球窝关节的关节头呈半球状，可做屈伸、内收外展、回旋及环转活动，此关节活动轴多，活动幅度大，是最灵活的关节，如肩关节；杵臼关节的关节头近似为球状，关节窝较深，活动幅度较小，如髋关节；平面关节的活动度很小，只能做微小的活动，又称为微动关节，如肩锁关节、椎间关节等。

二、关节的作用

骨与骨之间的连接称为骨连结。骨连结又分为直接连结和间接连结，关节是间接连结的一种形式。关节由两块或两块以上的骨构成，基本结构有关节面、关节囊和关节腔。关节面有减少摩擦和缓冲撞压的作用。关节囊是附着在关节面周围及其附近骨面上的结缔组织囊，关节囊围成的密闭空腔称关节腔，内有少量滑液。除了这些基本结构外，有的关节还有韧带、关节内软骨、关节盂缘、滑膜囊等辅助结构。关节的各种结构使关节既具有牢固性、稳定性，又具有灵活性。

关节在肌肉的牵引下，能做屈伸、内收外展和旋转等几种形式的运动。屈是相连两骨之间的角度减小，伸是角度增大；内收是肢体向正中矢状面靠拢，外展是离开正中矢状面；旋转是骨绕本身的纵轴（垂直轴）转动，如肢体的前面转向内侧是旋内，肢体的前面转向外侧是旋外。屈、伸、内收、外展的复合运动即是环转，这时骨近端在原位转动，远端做圆周运动，全骨运动面呈圆锥形。

第三节　关节腔积液基础知识

一、关节液

关节液（synovial fluid，SF）又称滑液或滑膜液，是关节囊与关节面之间所形成的腔室内的液体。关节液由血浆渗出液及滑膜细胞分泌的透明质酸等大分子物质混合而成，具有一定黏性，为关节软骨提供营养与润滑作用。关节囊的内面是薄薄的一层滑膜层，由疏松的纤维结缔组织构成，中间混杂着血管和神经网络，这些血管中的血浆以一定的滤过率渗出至关节腔内，是关节液的主要成分来源。滑膜的最内层由A型滑膜细胞与B型滑膜细胞构成，其中B型滑膜细胞分泌透明质酸，是关节液的组成成分之一。内层滑膜还可以阻挡血液中的大分子（如血浆蛋白）进入关节腔，使关节液的成分与总量维持在稳定状态。因此，关节液的总量与成分受到滑膜内层细胞对血浆滤过率的调控。

正常情况下膝关节内的滑液总量为3～5ml，无色透明，黏稠度较高，不易抽取。关节液中含血浆滤液、透明质酸、丙烯酸、少量磷脂和胆固醇，其中关节液中的蛋白以白蛋白为主，还含有少量纤维蛋白和巨球蛋白。关节液中的细胞量较少，主要是淋巴细胞、巨噬细胞，偶见滑膜细胞。

二、关节腔积液

某些原因导致滑膜增生或破坏时，滑膜中血管的通透性增加，血液中的水分、炎症细胞及大分子蛋白成分渗出至关节腔中，关节液增加，称为关节积液或关节腔积液（图1-5）。

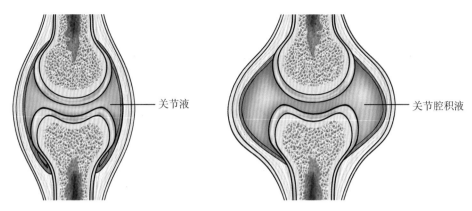

图1-5 关节腔积液

（一）关节病变与关节腔积液

各种原因导致的关节疾病统称为关节病变。关节病变致病因素较多，可发生于关节本身，也可继发于关节周围组织疾病，或伴发于全身性疾病。常见的关节病变见表1-1。

表1-1 常见的关节病变

病因	常见疾病
感染性关节炎	细菌、病毒和寄生虫感染等
原因不明的关节炎	类风湿关节炎及其变异
结缔组织疾病	风湿热、系统性红斑狼疮、全身性硬皮病和皮肌炎等
肉芽肿性疾病	结节病等
血清阴性关节炎	强直性脊柱炎等
代谢性和内分泌性疾病	痛风、甲状旁腺功能亢进、褐黄病、肢端肥大症等
退行性关节病（骨关节炎）	老年性变化，继发于创伤、感染及其他疾病
神经性关节病	脊髓空洞症、脊髓痨、糖尿病、周围神经炎和麻风等
过敏性关节炎	药物性关节炎、血清病、过敏性紫癜等
出血性疾病	直接创伤、血友病等
肿瘤和肿瘤样疾病	白血病、骨髓瘤、转移瘤、色素沉着绒毛结节性滑膜炎等
继发于骨疾病的变化	骨骺缺血性坏死、分离性骨软骨炎等
继发于关节周围疾病的变化	肌腱炎、滑囊炎、肌炎、肌纤维组织炎等
地方病	大骨节病、氟骨症等
其他	淀粉样变、软骨内钙沉积、网状组织细胞增多症、非化脓性软骨炎等

（二）关节腔积液分类

多种关节病变可引起关节腔积液，积液的量和性质各不相同，根据关节腔积液的病因，将关节腔积液分为非感染性关节腔积液和感染性关节腔积液。

1.非感染性关节腔积液　常因外伤、自身免疫性疾病、肿瘤、关节退变等引起，如类风湿关节炎、痛风、系统性红斑狼疮、骨肿瘤等。

2.感染性关节腔积液　常因细菌、真菌、病毒等感染引起，如关节结核、细菌性关节炎、化脓性关节炎等。

三、关节腔积液检验发展史

1953年，Ropes和Bauer对关节液标本进行了"关节疾病中滑液变化"的开创性研究，提出评估关节液有助于了解关节组织的生理和代谢变化，率先指出异常关节液的外观和细胞含量的差异可能与不同的疾病类别有关，特别是区分炎症性和非炎症性关节炎。Hollander等详细记录了SF在不同形式关节炎中的主要发现，并引入了术语"滑膜分析"，提倡将SF常规分析用于辅助诊断关节疾病，推荐的检查程序包括评估SF的大体外观、细胞计数、微生物学和生化测试，如葡萄糖水平。早在1899年，Freudweiler在一篇用德语发表的论文中就已经证实了注射尿酸盐结晶的炎症作用，但当时未得到学术界的认可。1961年，Mccarty和Hollander使用偏振光显微镜描述了痛风患者关节腔积液中尿酸钠结晶的形态，他们发现偏振光显微镜比普通光学显微镜能更灵敏地识别关节腔积液中的结晶，并将偏振光显微镜检查尿酸钠结晶和焦磷酸钙结晶作为诊断痛风或假性痛风的确诊方法。1962年，美国国立卫生研究院的Seegmiller、Howell和Malawista及Faires和McCarty分别证明，在人体膝关节内注射尿酸钠结晶可诱发一种非常痛苦的急性关节炎，类似急性痛风发作。Kohn描述了"假性痛风（焦磷酸钙关节炎）"患者关节腔积液中的焦磷酸钙结晶及其致病作用，Mccarty和Halverson分别在1981年报道了磷酸钙结晶（磷灰石结晶）与"密尔沃基肩膝综合征（Milwaukee shoulder and knee syndrome）"的相关性。因此，关节腔积液分析被认为是辅助诊断关节疾病的重要方法。Freemont等对确诊关节炎的病例进行回顾性分析，发现关节腔积液显微镜检查在关节疾病的诊断中具有41%的特异度，作者认为使用细胞学检查在"1小时内"诊断化脓性关节炎的准确率为87%。

Shmerling在1994年发表了一篇对关节腔积液分析的重要评论，他总结关节腔积液分析有两个重要的作用：一是通过SF革兰染色和培养诊断关节感染，二是用偏振光显微镜诊断晶体性关节炎。该文证实了SF分析在急性关节炎、怀疑有结晶性关节病或脓毒性关节炎及急性痛风中具有重要的诊断价值。Shmerling也认为，可以从有核细胞总数和分类计数对关节性疾病进行大致分类，如将关节腔积液分为非炎性、炎性、化脓性或血性，但他认为关节腔积液的化学检查如葡萄糖、蛋白质和乳酸脱氢酶，对关节疾病的诊断不敏感，也不特异。

目前多数学者认为SF分析在急性关节炎、怀疑有晶体性关节病或脓毒性关节炎及急性痛风中具有重要的诊断价值，国际协会也推荐使用微生物学方法和偏振光显微镜来诊断化脓性关节炎和晶体性关节炎，但除了微生物学或结晶鉴定之外的其他检测方法并没有得到广泛推广，包括关节腔积液细胞学检查。超声成像技术在风湿病学和肌肉骨骼疾病等方面日益普及，使得获取关节腔积液更方便，也推动了关节腔积液细胞学的发展。关节腔积液细胞学作为常规的检查方法，具有操作简单、报告时间短、经济实用等特点；关节腔积液有核细胞计数可初步帮助区分关节腔积液是炎性或非炎性积液，从而缩小鉴别诊断的范围；关节腔积液检查发现胞内菌、尿酸钠结晶或焦磷酸钙结晶时，对关节感染、痛风、假性痛风具有诊断价值。

四、关节腔积液检验的临床意义

病理情况下，关节液增多，积液的理化成分和有形成分均可能发生变化。关节腔积液检验可为关节疾病诊断、鉴别诊断、疗效观察和预后评估提供有效证据，主要用于帮助临床判断关节疼痛和炎症的原因。关节腔积液检验包括理学检验、显微镜检查及细胞学检查。理学检验包括颜色、透明度、黏稠度，有无凝块；显微镜检查包括牛鲍计数板进行常规细胞学计数、湿片直接镜检观察结晶等有形成分；细胞学检查包括对标本处理后进行制片、染色和显微镜检查。

（一）关节腔积液常规检验的临床意义

关节腔积液常规检验有助于区分炎性关节炎和非炎性关节炎，缩小鉴别诊断范围。一般认为关节腔积液有核细胞总数和有核细胞分类计数是区分炎性关节炎和非炎性关节炎的简单方法，多个核细胞比例增高多见于炎性关节炎。

在诊断晶体性关节炎方面，关节腔积液常规涂片，用偏振光显微镜鉴定尿酸钠或焦磷酸钙结晶，可明确诊断痛风和假性痛风。

（二）关节腔积液细胞学检验的临床意义

关节腔积液细胞学检验可计数有核细胞数量，并对其准确分类，有助于细菌性关节炎、骨关节病、类风湿关节炎等疾病的鉴别。例如，关节腔积液中发现凋亡的中性粒细胞、巨噬细胞和肥大细胞，可区分骨关节病与类风湿关节炎（类风湿关节炎有凋亡细胞，但无巨噬细胞）；嗜酸性粒细胞增多提示寄生虫感染、过敏、莱姆病或肿瘤；若发现类风湿细胞，可辅助诊断类风湿关节炎。

关节腔积液细胞学检查有助于确定关节炎的病因。关节腔积液细胞学检查观察细菌、真菌、寄生虫、结晶等直观、快速，具有诊断性价值。同时，也能帮助诊断关节积血，区分化脓性或晶体性关节炎。因此，如患者有不明原因的关节腔积液或提示关节炎症的体征，都应行关节腔积液分析，其中有核细胞计数、分类计数、细菌培养、革兰染色及在偏振光显微镜下寻找结晶都是有价值的检查。

（三）关节腔积液检验在临床中的应用

关节疾病是临床常见病及多发病，在临床工作中，其诊断主要依靠病史、体格检查、影像学检查及关节腔积液常规检查等。若关节腔积液细胞学及其他检验尚未开展，使关节疾病不能早期诊断，患者可能错失最佳治疗时期。近年来，有研究表明关节疾病早期就会有关节液成分的变化及关节内环境的改变，关节腔积液细胞学及其他检查的相关研究越来越受到重视，可以为早期关节疾病提供诊断依据。

1.关节腔积液检验在诊断骨关节炎中的应用　骨关节炎（osteoarthritis，OA）发展缓慢、病程长，早期症状轻微，疾病后期患者可丧失自理能力，严重影响生活质量。因此，早期诊断及预测其发展趋势，及时治疗可延长关节使用寿命。OA诊断方法主要依靠临床表现和影像学检查。现有的研究数据显示，白介素（interleukin，IL）-1、IL-2、IL-6、IL-7、IL45、IL48、TNF-α可以用于辅助OA的早期诊断。关节液中的蛋白酶如基质金属蛋白酶（matrix metalloproteinase，MMP）-l、MMP-2、MMP-3、MMP-8、MMP-9可直接反映软骨的破坏情况，也与OA的早期诊断密切相关。最新的研究发现，关节液中的循环DNA、非编码RNA、细胞外囊泡检测在诊断OA同样有应用前景。

2.关节腔积液检验在诊断化脓性关节炎中的应用　化脓性关节炎是一个重要的临床急症，起病急骤，症状和体征重，有很高的致残率与病死率。化脓性关节炎最常见的原因是急性细菌性关节炎，所以鉴别致病菌对正确使用抗生素很重要，在进行需氧菌和厌氧菌培养的同时，还要注意结核分枝杆菌及真菌的鉴别。白细胞计数及细胞分类对化脓性关节炎有诊断价值；此外，基于DNA和核酸探针技术、PCR技术及质谱分析也可用于化脓性关节炎的诊断。

3.关节腔积液检验在诊断类风湿关节炎中的应用　类风湿关节炎（rheumatoid arthritis，RA）是一种以慢性侵蚀性关节炎为特征的全身性自身免疫病。RA的病变特点为滑膜炎，以及由此造成的关节软骨和骨质破坏，最终导致关节畸形。关节腔积液细胞学检验有助于RA的诊断；此外，RA患者关节腔积液中TNF-α、IL-6、IL-15及IL-15a变化明显，可以作为诊断指标。关节腔积液中类风湿性因子和抗环瓜氨酸肽明显高于血液，对诊断RA更加准确。

4.关节腔积液检验在诊断痛风性关节炎中的应用　痛风是因嘌呤代谢紊乱，尿酸排泄障碍导致血尿酸增高的一组异质性病症。痛风的临床表现主要有急慢性痛风性关节炎、关节畸形、尿路结石及肾脏病变等。其中以关节疼痛为主要症状，发作时严重影响患者的日常生活。痛风性关节炎的临床诊断主要依靠血尿酸实验室检查，关节腔积液的尿酸明显高于血尿酸，对于诊断痛风性关节炎十分重要。此外，关节腔积液结晶分析也同样有助于痛风性关节炎的诊断。

第二章

关节腔积液检验及质量控制

第一节　关节腔积液常规检查

关节腔积液常规检查是关节外科疾病诊断的关键环节之一。常规检查一般指关节腔积液理学检查和细胞计数。理学检查包括量、颜色、透明度及黏稠度等；细胞计数包括红细胞计数和有核细胞计数。

一、标本采集

关节腔积液由临床医师在无菌操作下进行关节腔穿刺并采集。使用有盖、带刻度的采集管，采集量4～5ml。第1管用于化学和免疫学检查，无须加抗凝剂，观察是否有凝块，离心后用上清液进行检测。第2管用于细胞计数、分类计数及细胞学检查（包括结晶），使用肝素抗凝剂（25U/ml）或EDTA溶液抗凝。第3管用于微生物学检查，肝素抗凝剂（25U/ml）、多聚茴香脑磺酸钠（SPS）或无抗凝剂均可。

二、标本转运、保存和处理

标本采集后室温下尽快送检，同时注意生物安全防护。

如不能及时检测标本，可先离心制片，再将上清液单独放置在2～4℃环境下，则可保存数天。用于检查补体或酶等项目的标本应置于-70℃保存。

三、理学检查

理学检查包括标本量、外观检查（颜色、透明度及黏稠度）。

（一）量

当关节发生炎症、创伤或化脓性感染时，关节腔积液增多。通过评估积液量的多少可初步反映关节局部刺激、炎症或感染的严重程度。

（二）颜色

1.参考区间　无色或淡黄色，这是因关节腔积液成分为透明质酸和血浆超滤液的缘故。

2.临床意义　病理情况下，关节腔积液可出现不同的颜色变化（表2-1）。

表 2-1　关节腔积液常见颜色及临床意义

颜色	临床意义
鲜红色、铁锈色或巧克力棕色	见于各种原因引起的出血，如创伤、出血性疾病、恶性肿瘤、关节置换术后等
黄色或黄绿色	见于炎性或化脓性关节腔积液等
乳白色	见于结核、慢性类风湿关节炎、痛风、系统性红斑狼疮、大量结晶、丝虫病等
绿色	见于铜绿假单胞菌性关节炎
黑色	见于褐黄病
金黄色	见于胆固醇含量增高

（三）透明度

1. 参考区间　清晰透明。

2. 临床意义　关节腔积液的浑浊度与所含细胞数量成正比，也与细菌、蛋白质增多有关。浑浊的标本多见于炎性病变，病变越严重，浑浊越明显。当积液内含有脂肪小滴、乳糜微粒、纤维蛋白或结晶时，也可出现浑浊。不同类型的关节疾病可产生不同颜色和透明度的关节腔积液（表 2-2）。

表 2-2　关节腔积液性状与相关疾病

透明	半透明－浑浊	浑浊	血性
骨关节炎（OA）	类风湿关节炎（RA，含幼年）	感染性关节炎	创伤
骨坏死	赖特综合征		肿瘤
神经性关节病	银屑病关节炎		血管瘤
	肠病性关节炎		血友病
	急性晶体性关节炎		色素沉着绒毛结节性滑膜炎
	反应性关节炎		血小板减少
	强直性脊柱炎		抗凝治疗
	结缔组织病关节炎		

（四）黏稠度

1. 参考区间　高度黏稠，拉丝长度可达 3～6cm。

2. 临床意义　健康人关节液因含有丰富的透明质酸而呈高度黏稠。因此，任何能减少关节液中透明质酸含量的物质均可降低关节腔积液的黏稠度。关节炎症时，透明质酸会被中性粒细胞释放的酶降解，从而降低黏稠度，降低程度与炎症程度呈正相关。值得注意的是，明显呈脓性的积液黏度也可能较高。另外，即使无炎症，积液稀释也会使得黏稠度降低，如重度水肿、外伤引起的急性关节腔积液。黏稠度增高见于系统性红斑狼疮、甲状腺功能减退、腱鞘囊肿及骨关节炎引起的黏膜囊肿等。

粗测黏稠度最简单的方法是"拉丝试验"，即先取下针头，观察积液从注射器漏入试管时拉丝的长度，正常可达3～6cm或更长。如果黏稠度降低，积液不能成细丝状外流，或细丝的长度较短，甚至像水滴一样向下滴。

四、细胞计数

（一）标本预处理

因关节腔积液黏稠度较高，标本计数前需充分混匀，可置于自动混匀器中混匀5～10分钟或手动将试管翻转混匀至少15次。对于极度黏稠的标本，推荐1ml的关节腔积液加入约400U的透明质酸酶，37℃水浴10分钟降低黏稠度。

（二）计数板与稀释液

宜使用牛鲍计数板进行细胞计数，根据《临床体液检验技术要求》WS/T 662—2020，细胞计数应包括细胞总数、红细胞计数、有核细胞计数和有核细胞分类计数。

细胞过多时，可使用生理盐水稀释标本，不能用冰醋酸或草酸盐稀释，以防黏蛋白凝块形成。血性标本行有核细胞计数时，可使用低渗盐水溶液［0.3%（v/v）］裂解红细胞，不能使用冰醋酸裂解红细胞，因为黏蛋白遇酸会凝固。

（三）计数原则

有核细胞计数和红细胞计数宜在同一计数池中完成，取两个计数池计数结果的平均值进行报告。

（1）吸取少量充分混匀的标本，充入计数板两侧的计数池，静置5～10分钟。

（2）在低倍镜（×10）下观察每个大方格内细胞数量相差不超过10个并均匀分布，否则应重新充液。

（3）在高倍镜（×40）下进行细胞计数：若粗略估计9个大方格中细胞数少于200个，则计数9个大方格；若粗略估计9个大方格中细胞数大于200个，则计数4个角的大方格；若粗略估计1个大方格中细胞数大于200个，则计数中央大方格内4个角和中央1个中方格。计数压线细胞时，应遵循"数上不数下，数左不数右"的原则。

（四）显微镜检查

包括湿片显微镜检查和涂片染色显微镜检查，染色法建议采用瑞-吉染色。

（1）进行细胞形态检查时应识别：成熟红细胞、有核红细胞；中性粒细胞、嗜酸性粒细胞、嗜碱性粒细胞、肥大细胞；淋巴细胞、反应性淋巴细胞、浆细胞；巨噬细胞；滑膜细胞；恶性肿瘤细胞（原始细胞、淋巴瘤细胞、非造血系统肿瘤细胞等）；细菌、真菌和寄生虫等。

（2）对有核细胞进行分类计数，计数结果以百分比报告。细胞类型无法确定时，可在报告中加以描述。

（3）怀疑恶性肿瘤时，应全片浏览，发现疑似肿瘤细胞时应及时通知临床进一步做细胞病理检查。

（4）红细胞与白细胞临床意义

1）红细胞：正常情况下关节腔积液里不含红细胞。出现红细胞提示穿刺损伤或关节内出血，后者多见于关节创伤、出血性疾病、神经性关节病、滑膜血管瘤、色素沉着绒毛结节性滑膜炎和其他良恶性肿瘤等情况。需要注意的是血性标本需要对白细胞进行校正。

2）白细胞

参考区间：$<200\times10^6$/L。

临床意义：增高可见于各种关节炎。非炎症性积液$<2000\times10^6$/L，炎症性积液$>2000\times10^6$/L，化脓性积液$>100\,000\times10^6$/L。关节腔积液分类及常规检查特点见表2-3。

表2-3　关节腔积液分类及常规检查特点

项目	正常	非炎性	炎性	化脓性	血性
量（膝关节，ml）	<3.5	>3.5	>3.5	>3.5	>3.5
颜色	无色	浅黄色	黄色、乳白色	黄色、脓性黄绿色	红色
透明度	透明	透明	微浑	浑浊	浑浊
黏稠度	高	高	低	不定	不定
白细胞（$\times10^6$/L）	<200	$200\sim2000$	$2000\sim10\,000$	$>100\,000$*	$200\sim2000$
中性分叶核粒细胞（%）	<25	<25	$\geqslant50$	$\geqslant75$	$50\sim75$

*如致病微生物毒力低或感染已治疗，则较低。

五、质量控制

（一）标本采集与送检

（1）穿刺、转运、检验、保存所有环节均应避免标本污染。

（2）抽出积液后应立即送检，以防白细胞自发凝集或析出结晶。

（3）当标本量较少难以完成所有检查时，应及时与临床沟通，可执行让步检验。

（4）不宜使用草酸盐、肝素锂和EDTA粉末抗凝，可能影响结晶检查结果。

（二）显微镜镜检

（1）标本接收后应在1小时内处理，防止细胞溶解或细菌生长而影响检验结果。

（2）如果标本中有凝块，应轻轻搅拌凝块尽量释放其中的细胞，以免影响细胞计数和分类。

（三）人员要求

（1）检验人员需耐心细致，掌握关节腔积液正常和异常有形成分的形态特点及临床意义，不断提高自身专业水平。

（2）至少每6个月进行1次人员培训学习。

（3）应定期（至少6个月1次，每次至少5份临床样本）进行形态学人员的结果比对、考核并记录。

第二节　关节腔积液细胞学检查

关节腔积液细胞学检查是通过不同的制片技术、染色方法和观察方法，对积液中的各种细胞及结晶等有形成分进行识别，是一种快速、简便辅助诊断关节疾病的重要检验技术。

一、制片

关节腔积液细胞学常用的制片方法有仪器法和手工法。

（一）仪器法（细胞离心机制片法）

关节腔积液样本进行细胞分类计数和形态学检查，可以使用细胞离心涂片机制片，操作方法按照仪器使用说明书进行规范操作。但是由于关节腔积液可能含有纤维蛋白和其他蛋白而堵塞滤纸片，导致细胞收集率降低并影响细胞在载玻片上的分布。在离心制片前需对细胞进行洗涤，将样本离心并用生理盐水重悬，可以提高细胞收集率和保持细胞完整性。细胞离心法制备的湿片宜使用暗视野显微镜或偏振光显微镜进行结晶检查，观察结晶时对细胞数量没有要求。

（二）手工法

1.推片法　适用于不黏稠或用透明质酸酶处理过后的标本，可用相对离心力400g离心5～10分钟。将离心后的标本管平稳拿出，避免晃动或颠倒，用一次性塑料吸管缓慢吸出上清液，靠近底部沉淀时可用加样器吸取多余上清液。将底部沉渣混匀，取5～10μl标本滴加在载玻片一端，用推片向另一端推制成长2～4cm的涂片，推片角度30°～45°，注意推片速度。对于血性标本，离心后可吸取红细胞层与上清液之间的"白膜"层制片。

2.涂抹法　适用于黏稠或未用透明质酸酶处理的标本，标本不易离心沉淀。选少量标本，置于玻片中央，用长10cm的干净小棒将标本从内向外，同方向涂抹。涂片动作要迅速轻柔。

3.压片法　适用于黏稠或未用透明质酸酶处理的标本，标本不易离心沉淀。选少量标本，置于一张玻片上，取另一张玻片盖在标本上，两片相压，然后反方向水平拉开，即可制成两张厚薄均匀的涂片。

二、染色

根据检验目的不同，可选择不同的染色方法。关节腔积液涂片最常用的染色方法为瑞-吉染色，还有巴氏染色、革兰染色、抗酸染色、苏丹Ⅲ染色、铁染色等。不同的染色方法各有特色，可以优势互补，辅助细胞形态的鉴别。

（一）瑞-吉染色

1.原理　瑞氏染液是由酸性染料伊红和碱性染料亚甲蓝组成的复合染料，血红蛋白、嗜酸性颗粒为碱性蛋白质，与酸性染料伊红结合，染成粉红色；细胞核蛋白为酸性蛋白，与碱性染料亚甲蓝或天青结合，染成紫蓝色；中性颗粒呈等电状态，与伊红和亚甲蓝均可结合，染成淡紫色。吉姆萨染液由天青、伊红组成，染色原理和效果与瑞氏染色基本相同。瑞氏染液对中性颗粒、细胞质成分等有很好的染色效果，但对细胞核的着色能力略差。吉姆萨染液对胞质和中性颗粒着色差，因此选用复合染色，可兼顾二者之长，即瑞-吉染色。

2.试剂

Ⅰ液——瑞-吉复合染液配制：瑞氏染料5g、吉氏染料5g、中性甘油20ml、1mol/L NaOH 0.2ml。在清洁的研钵里充分研磨，倒入容器，再加入中性甘油30ml、甲醇3000ml，混匀，染色液配好后即可使用。

Ⅱ液——磷酸盐缓冲液（pH 6.4～6.8）配制：磷酸二氢钾（无水）0.3g和磷酸氢二钠（无水）0.2g，蒸馏水加至1000ml，配好后用磷酸溶液校正至pH 6.4～6.8。

3.染色方法

（1）加瑞-吉染液3～5滴，以覆盖整个涂片为宜，染色约1分钟。

（2）滴加约等量的缓冲液与染液混合，室温下染色5～10分钟。可根据涂片的厚薄、细胞数量的多少适当调整染色时间。

（3）用流水冲去染液，待干燥后镜检。

4.适用范围　有核细胞的分类；细胞内容物的判断，细菌、真菌、寄生虫识别；包括良、恶性细胞的鉴别等。

（二）巴氏染色

1.原理　细胞核由酸性物质组成，其与碱性染料的亲和力较强；而细胞质含碱性物质，与酸性染料的亲和力较强。巴氏染色液利用这一特性对细胞进行多色性染色，染色后细胞结构清晰，胞质透亮鲜丽，各种颗粒分明。胞核呈蓝紫色，核仁呈红色，细胞质角化前呈淡蓝色或淡绿色，角化后呈粉红色，完全角化为橙黄色。白细胞胞质呈淡蓝色或淡绿色，胞核呈蓝紫色；黏液呈淡蓝色或粉红色。

2.试剂

（1）苏木素染液：将1g苏木素溶于10ml 95%乙醇。20g硫酸铝钾放于1000ml烧杯中，再加入蒸馏水200ml，加热使其溶解，当温度达到90℃时，加入苏木素乙醇液，加热至沸。离开火源，将0.5g黄色氧化汞粉末加入其中，并随时搅拌，再加热至深紫色为止。立即放入冷水中，以免过度氧化变为棕色沉淀。次日过滤立即使用。

（2）稀碳酸锂溶液：100ml蒸馏水中加饱和碳酸锂溶液1滴。

（3）橘黄G_6染液：橘黄G_6 0.5g，先溶于5ml蒸馏水中，再加无水乙醇95ml，即成95%乙醇染色液，然后加0.015g磷钨酸，用时过滤。

（4）EA36染液：由0.5%亮绿、0.5%伊红、0.5%俾斯麦褐3种染料组成。配制时，先将3种染料各称0.5g，分别溶于5ml蒸馏水中，待溶后，加无水乙醇95ml，保存于棕色瓶内备用。

3.染色方法

（1）将涂片置于95%乙醇中固定15分钟以上。

（2）流水冲洗后，用苏木素染液3～5分钟，再用流水冲洗。

（3）置于稀碳酸锂溶液1～2分钟，使涂片返蓝后用水冲洗。

（4）放入95%乙醇中脱水1分钟，流水冲洗甩干。

（5）在橘黄G_6染色3分钟，流水冲洗。

（6）依次放入80%、90%、95%乙醇中各10秒、脱水。

（7）流水冲洗后放入EA36染液中染色5分钟，至胞质着色鲜明为止，再用流水冲洗。

（8）用95%乙醇洗涤2～3次，再置于纯乙醇中脱水，干后镜检。

4.适用范围　巴氏染色主要用于关节腔积液脱落细胞学检查。

（三）革兰染色

1.原理　是细菌染色常用方法，可将所有的细菌区分为革兰氏阴性菌（G^-）和革兰氏阳性菌（G^+）两大类。G^-菌的细胞壁中含有较多类脂质，且肽聚糖层较薄、交联度低，故用乙醇或丙酮脱色时类脂质被溶解，细胞壁的通透性增加，初染的结晶紫和碘的复合物容易从细菌中渗出，细菌被脱色，再经沙黄溶液复染后呈现红色。G^+菌细胞壁中肽聚糖层厚且交联度高，类脂质含量少，经脱色剂处理后肽聚糖层的孔径缩小，通透性降低，因此细菌仍保留初染时的紫色。因此革兰染色后，G^-菌呈红色，G^+菌呈紫色。

2.试剂

（1）结晶紫溶液：①A液。结晶紫2g，95%乙醇20ml；②B液。草酸铵0.8g，蒸馏水80ml。需在用前24小时将A液、B液混合，过滤后装入试剂瓶内备用。

（2）碘液：碘1g，碘化钾2g，蒸馏水300ml。将碘与碘化钾混合并研磨，加入几毫升蒸馏水，使其逐渐溶解，然后研磨，继续加入少量蒸馏水至完全溶解，最后补足水量。也可用少量蒸馏水，先将碘化钾完全溶解，再加入碘片，待完全溶解后，加水至300ml。

（3）脱色液：95%乙醇。

（4）复染液：①储存液。沙黄2.5g，95%乙醇100ml；②应用液。储存液10ml，蒸馏水90ml。

3.染色方法

（1）经火焰固定或未固定的干涂片，加结晶紫溶液染1分钟，流水冲洗。

（2）加碘液染1分钟，流水冲洗。

（3）加脱色液，摇动10～30秒，至无紫色脱落为止，流水冲洗。

（4）加复染液，染30秒，流水冲洗，自然干燥后镜检。

4.结果判断　G^+菌呈紫色，G^-菌呈红色。

5.适用范围　用于关节腔积液中G^+菌与G^-菌的鉴别。

（四）抗酸染色

1.原理　分枝杆菌（如结核分枝杆菌）等抗酸细菌的细胞壁内含有大量的脂质，这些脂质包围在肽聚糖外面，染色时细菌的脂质与石炭酸复红结合牢固，能抵抗酸性乙醇的脱色作用，因此抗酸细菌能保持复红的颜色而不被脱色，其他细菌可被酸性乙醇脱色，经亚甲蓝复查染后，呈现淡蓝色或蓝色。

2.试剂

（1）石炭酸复红染液：碱性复红乙醇饱和溶液10ml（碱性复红3g加95%乙醇至100ml），5%石炭酸溶液90ml。

（2）脱色剂：浓盐酸3ml，95%乙醇97ml。

（3）复染液：美兰乙醇饱和溶液30ml（亚甲蓝3g，加95%乙醇至100ml），10% KOH 0.1ml，蒸馏水100ml。

3.染色方法

（1）将制成的新鲜涂片略加温干燥。

（2）滴加石炭酸复红染液，布满标本，在火焰上徐徐加热3～4分钟，至染液出现蒸汽为宜，切不可沸腾。

（3）放置5分钟左右，使涂片冷却，用流水冲洗去上述染液。

（4）滴加脱色剂，2～3分钟，使红色褪尽，然后流水冲洗。

（5）滴加复染液染30秒，流水冲洗，干后在油镜下观察。

4.结果判断　抗酸杆菌呈红色杆状，各种细胞均染为蓝色。

5.适用范围　适用于关节腔积液中分枝杆菌的鉴别。

（五）苏丹Ⅲ染色

1.原理　苏丹Ⅲ是一种脂肪偶氮染色剂，和脂肪有较强的亲和力，可使得脂肪变橘红色。

2.试剂　苏丹Ⅲ染液：将0.1g苏丹Ⅲ溶解于20ml 95%乙醇，临用时过滤。

3.染色方法　①取新鲜涂片置于染色架上，滴满苏丹Ⅲ染液，室温下染色30分钟；②湿片下镜检。

4.结果判定　圆球形的脂肪滴呈橘红色。

5.适用范围　适用于关节腔积液中脂肪及脂肪颗粒细胞的染色。

（六）铁染色

1.原理　含铁血黄素是一种血红蛋白源性色素，在酸性溶液中，三价铁与亚铁氰化钾反应，生成蓝色的亚铁氰化铁沉淀，呈弥散颗粒状或斑块状，定位于含铁的部位，也称为普鲁士蓝反应。

2.试剂

（1）固定液甲醇。

（2）铁染液：200g/L亚铁氰化钾溶液∶浓盐酸＝5∶1。铁染液需现配现用，使用前根据涂片数量配置适量染液，将浓盐酸逐滴缓慢加入亚铁氰化钾溶液，充分混匀，直至混合液瞬间由浑浊变为透亮。

（3）复染液：1g沙黄充分溶于1000ml蒸馏水。

3.染色方法

（1）取新鲜涂片固定1分钟流水冲洗、待干；放入铁染液（滴染或浸染均可），置于37℃温箱中，60分钟后用蒸馏水冲洗，待干。

（2）沙黄溶液复染1分钟，流水冲洗，待干，镜检。

4.结果判定　观察吞噬细胞内有无染成深蓝色的铁颗粒，并按下述标准分级：-，无铁颗粒；1＋，少数铁颗粒，偶见铁小珠；2＋，较多的铁颗粒和小珠；3＋，很多的铁颗粒、小珠和少数小块；4＋，很多的铁颗粒和铁小珠，并有很多密集成片和小块。

5.适用范围　适用于抽取关节腔积液时穿刺损伤出血和陈旧性出血的鉴别，穿刺出血铁染色阴性，陈旧性出血铁染色一般是阳性。

三、显微镜细胞形态学检查

（一）镜检

1.湿片直接镜检　观察结晶时，光源亮度不宜调得太高，或在暗视野下观察。如果有条件最好使用偏振光观察结晶，此时应先对照阳性质控片，并尽可能在湿片中间部位观察有形成分，若只在盖玻片四周出现结晶则可能漏检；所用盖玻片尽可能无灰尘及划痕，因为灰尘也可呈双折光阳性。

2.瑞-吉染色后镜检

（1）自然晾干的涂片，首先低倍镜下观察全片，注意尾部或涂片边缘有无成堆或体积较大的细胞，然后油镜下观察细胞内部结构，鉴定细胞性质。

（2）选择细胞分布均匀、染色良好的区域，以"弓"字形分类100～200个有核细胞。分类结果以百分比形式报告。注意观察结晶、病原微生物等其他有形成分。

（3）正常情况下，关节腔积液中可见大量软骨素颗粒，不见红细胞，白细胞＜200×10^6/L。有核细胞分类的参考区间：单核巨噬细胞50%～65%，淋巴细胞15%～30%，中性粒细胞10%～20%，偶见软骨细胞、组织细胞或滑膜细胞。

（二）报告

推荐采用图文报告的形式（图2-1），内容包括常规、细胞学和实验室报告提示3部分。

1.常规部分　包括量、颜色、透明度、黏稠度、凝块、红细胞计数及有核细胞计数。

2.细胞学部分　包括细胞分类、图像采集和形态学描述，异常细胞的分级报告、提示和建议等。同时报告其他有形成分如结晶、细菌、真菌、脂肪滴及其他有价值的信息。

（1）形态学描述：通过图像采集系统在镜下选择2～4张有代表性的图片进行报告。对特殊细胞如肿瘤细胞进行形态学描述，包括细胞的分布、大小，胞质量、胞质颜色、胞质内容物，胞核大小、核形、核染色质排列、核仁数量与大小等。若实验室条件允许，建议用偏振光显微镜进行采图及鉴定结晶。

（2）异常细胞可采用分级报告：分4级报告。①未查见恶性细胞；②查见核异质细胞；③查见可疑恶性细胞；④查见恶性细胞。

关节腔积液检验报告单

姓名：***　　科别：***　　送检医师：***　　　　标本编号：***

性别：***　　床号：***　　采样时间：***　　　　收样时间：***

年龄：***　　类别：***　　标本种类：关节腔积液　临床诊断：***

项目名称	结果	参考值	单位
量	1.5		ml
颜色	淡黄色	无色/淡黄色	
透明度	浑浊	清亮透明	
黏稠度	低	高度黏稠	
凝块	有凝块	无凝块	
有核细胞	48 700	＜200	10^6/L
红细胞数	1420	无	10^6/L
细胞分类			
中性粒细胞	98	10.0～20.0	%
单核/巨噬细胞	1	50.0～65.0	%
淋巴细胞	1	15.0～30.0	%
嗜酸性粒细胞	0	0	%
滑膜细胞	0	0	%
异常细胞	0	0	%
结晶	有	无	

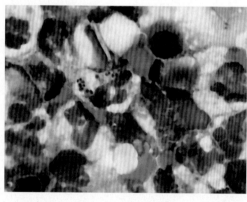 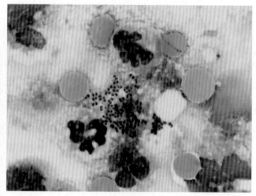

（1）形态描述：涂片有核细胞显著增高，以中性粒细胞为主，偶见淋巴细胞和单核巨噬细胞。可见血红素结晶及球菌。

（2）实验室提示：提示化脓性积液，请结合微生物培养相关检查。

检验时间：**/**/**　　审核时间：**/**/**　　检验者：***　　审核者：***

图2-1　关节腔积液图文报告

（3）提示及建议：根据细胞的数量、分类情况、形态变化及其他有价值成分（如结晶、微生物等），结合患者临床资料综合分析，向临床提供合理的提示或建议。

四、质量控制

（一）制片

（1）选择合适的制片方法十分重要，推片一定要注意防止污染；片膜厚薄要适宜，太厚无法观察，还可能脱落，太薄细胞少不易观察，易导致假阴性。

（2）选择细胞离心机时，一定注意控制细胞数量，细胞总数不宜超过 $400 \times 10^6/L$，如细胞总数超过 $1000 \times 10^6/L$，可视情况，制作 2~3 张片子；细胞更多时，建议推片。

（二）染色

（1）根据需要，选择合适的染色方法，注意试剂的有效期。

（2）瑞-吉染色时，为保证染色效果，可采取试染的方法，再根据试染效果调整染色时间或染色液比例。

（3）革兰染色时应注意媒染时间控制在 50~60 秒为宜，时间过长会影响乙醇的脱色效果，导致结果不准确。乙醇脱色对结果影响较大，脱色时间过短，脱色效果不佳，使阴性菌出现假阳性；洗脱时间过长，细胞内的紫色被洗脱，可出现假阴性。因此洗脱时间应严格控制在 20~30 秒。

（4）流水冲洗不干净容易产生染料沉渣，从而干扰阅片。如染片时加的染液太少、染色时间过长导致染液干涸，或先倾倒染液再冲洗等均可导致染料沉渣太多以至于背景不清晰。

（三）镜检及报告

当常规计数细胞数量较多，但涂片镜检有核细胞较少，没有形成对应关系时，应引起重视，可利用生化或微生物检查的剩余标本再次进行常规检查，注意生物安全防护。

阅片时一定先低倍镜观察染色效果及细胞分布，选择合适区域再用油镜进行观察。

当细胞学检查结果不支持临床诊断时，需积极主动与临床沟通，以便临床及时调整治疗方案。

（四）人员要求

细胞学分析不能脱离临床和其他实验室结果，检测人员除了有扎实的形态学基础外，还需要具备一定的临床知识和综合分析能力。

从事关节腔积液细胞学检查的人员需要具备良好的职业素养，有严谨的治学态度，热爱并专注于形态学检验，有强烈的责任心。其他要求同关节腔积液常规检查质量控制第三部分的人员要求。

第三节　偏振光显微镜在关节腔积液检验中的应用

一、概述

临床上常使用补偿偏振光显微镜（compensated polarized light microscope，CPLM）对关节腔积液的结晶成分进行分析。偏振光显微镜可以识别结晶的大小、形态和折光性，且具有易于操作、价格低廉等优点。

关节腔积液中可存在一种或多种结晶或微粒物质，其中单水单钠尿酸盐（monosodium urate monohydrate，MSUM）、双水焦磷酸钙（calcium pyrophosphate dihydrate，CPPD）和碱性磷酸钙（basiccalcium phosphate，BCP）是致病性的；草酸钙结晶、糖皮质激素结晶可能致病；而胆固醇结晶、脂质结晶、蛋白质颗粒及各种其他微粒物质（表2-4），具有可疑的致病作用。临床上较为常见的晶体相关性关节病为痛风、CPPD沉积病和BCP晶体沉积病。

表2-4　关节腔积液中发现的结晶及折光颗粒

来源	关节腔中的结晶
内源性	常见：单水尿酸钠结晶、焦磷酸钙结晶、磷酸钙结晶、羟基磷灰石（碳酸盐取代物）
	不常见：草酸钙结晶、脂肪滴、胆固醇结晶、蛋白质颗粒、夏科-雷登结晶
外源性	积蓄的糖皮质激素结晶、植物刺（半结晶纤维素）、组织修复的碎片

CPLM的缺点是对体积较小的结晶，可能出现偏差，易造成漏诊和误诊。即使是MSUM、CPPD等大结晶，也可能存在不典型的表现，其双折光性有时也较难确定。此外在关节穿刺留取标本的过程中，容器不够洁净等原因致外界物质混入，或关节腔积液送检时间不及时等因素，均可能增加结晶确认的难度。因此分析前、中、后质量控制环节的把控十分重要，应使用洁净的容器或器械，标本在2～4小时内送检，并做好人员培训、实验室间比对和人员比对。

二、偏振光显微镜的原理

偏振光显微镜（polarized light microscope）是用于发现和鉴定物质细微结构及光学性质的一种光学仪器，可以区分某一物质是单折射性（各向同性）或双折射性（各向异性）。偏振光显微镜可以较清楚地分辨具有双折射性的物质，而双折射性是某些结晶的基本特征，这项技术被广泛应用于矿物学、化学、植物学和生物学等领域。

自从20世纪60年代McCarty和Hollander报道偏振光显微镜可用于发现和鉴定关节腔积液中的结晶以来，该技术已被公认为临床上诊断晶体相关性关节病的最有用的方法。通过这一技术可获得结晶数量、大小、形态、双折射强弱、正性或负性延伸等图像信息。

（一）偏振光显微镜的构造

偏振光显微镜自上而下的组成部件包括以下几个。

（1）目镜：其上刻有十字交叉的线条，用于定位起偏器及检偏器的振动方向、测量结晶的消光角度等。

（2）检偏器：由偏振镜片构成，标有振动方向的符号。在操作偏振光显微镜过程中，应使检偏器的振动方向与目镜十字线的纵线一致。

（3）补偿器：其慢轴的方向与检偏器和起偏器的偏振方向成45°，一般由红色石英片制成，使视野呈红色。

（4）物镜。

（5）可旋转载物台：用于盛放标本，可以旋转360°。

（6）起偏器：也是由偏振镜片构成，标有振动方向的符号。在操作偏振光显微镜过程中，应使起偏器的振动方向与十字线的横线一致。

（7）光源：位于聚光器下方，为白色自然光。

可见，偏振光显微镜实际上是在普通显微镜的基本构造上加了起偏器、检偏器、补偿器等部件（图2-2）。

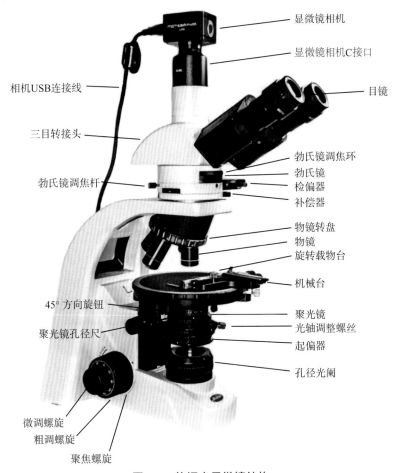

图2-2 偏振光显微镜结构

（二）偏振光显微镜的工作原理

偏振光显微镜的工作原理是在普通显微镜的照明光路上加上起偏器，使通过它的白色自然光变成具有单一振动方向的偏振光。而在物镜和目镜之间的成像光路中加入的检偏器，其偏振方向与起偏器的偏振方向互成90°，即正交检偏。如果被测物体不改变入射光波的偏振方向，则出射光波便会被检偏器的偏振片完全阻挡，被测物体不能成像，视野呈完全黑暗。这种显微镜的载物台是可以充分旋转的，当上面放置具有双折射性的结晶，旋转到适当的角度时，该结晶可使起偏器发出的偏振光方向发生扭转和改变，则有部分出射光波可通过检偏器，使该结晶在原来的暗视野中显像，从而提供了普通显微镜发现不了的图像信息（图2-3）。

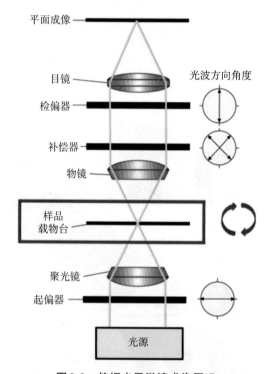

图2-3　偏振光显微镜成像原理

1.自然光和偏振光　光是一种振动方向和传播方向垂直的电磁波。根据光波的振动特点，光可分成自然光和偏振光两种。日光、烛光、灯光等光源发出的光都称为自然光，是大量原子、分子振动发光的总和。这些原子、分子振动方向随时变化，频率极快。因此，自然光在垂直光波传导轴上具有许多振动面，各平面上振动的振幅相同，其频率也相同。

自然光在穿过某些结晶物质组成的偏振镜片经反射、折射、吸收后振动方向被限于一个平面方向，而其他方向振动的电磁波被大大削弱或消除，这种在某个确定平面上振动传播的光称为偏振光（图2-4）。

2.起偏和检偏器　二者的主要部分都是天然结晶或聚乙烯醇膜等人造物质构成的

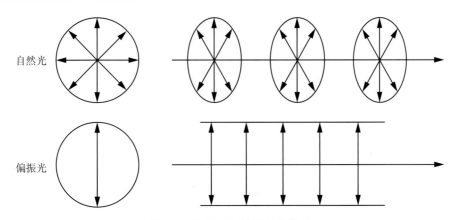

图2-4　自然光与偏振光的关系

偏振镜片。自然光通过偏振镜片时将沿一个方向振动发散，变成了偏振光。起偏器和检偏器的光轴是互相垂直的，二者组成的偏振面方向也是互相垂直的，因此，从起偏器产生的平面偏振光不能通过检偏器，目镜出现的是暗视野。而当检测物为结晶时，因为结晶具有双折射性，在特定位置下能改变起偏器所产生的偏振光的振动方向，使之能通过检偏器从而在暗视野中出现明亮的结晶形态。

3. 双折射性　当一束光波射入某种结晶时，会被分成在不同方向、不同速率行进的两束折射光波，该现象称为结晶的双折射性。肉眼无法观察到这种现象，但在偏振光显微镜下，通过转动被测结晶的角度，就可以观察到这种结晶的双折射现象。

结晶由有序排列的分子颗粒构成，通常具有长、宽、高3个光轴。对大多数物质来说，长轴和宽轴是最重要的光学路径，通过这两个光轴的折射率大致相同，也就是说这些物质具有各向同性。而大多数结晶的长轴与短轴的折射率并不相同，也就是说它们具有各向异性，故而呈现出双折射的特性。

当光波沿结晶中某些特殊方向传播时，不会发生双折射现象，不改变入射光波的振动方向和振动特点。结晶内这种不发生双折射的特殊方向称为光轴。

当光波射入结晶时，发生双折射现象，分解成两束光波，一束光波的振动方向永远与光轴垂直，称为常光。另一束光波的振动方向平行于光轴，称为非常光。在这两束光波中，波速较快的光波方向称为快轴，而与其垂直的方向即为慢轴。当平行于光轴方向的光波传播速度较快时，则光轴方向为快轴，而与光轴垂直的方向为慢轴，此结晶称为负性结晶；相反，当平行于光轴方向的光波传播速度较慢，故光轴方向为慢轴，而与光轴垂直的方向为快轴，则此结晶称为正性结晶。

当结晶被放置在成90°交叉的起偏器和检偏器之间，起偏器产生的平面偏振光垂直结晶光轴入射时，折射出来的常光和非常光虽来源于结晶的同一时相，但由于运行轨迹不同，它们离开结晶的时相不同。所有这些结晶来源的常光和非常光可以构成一个以结晶光轴为轴心的旋转椭圆体，不再是原有平面的偏振光，不能被检偏器所吸收或阻挡，故而结晶在黑暗的视野中得以呈现。

结晶在偏振光显微镜下的明亮程度与其长轴和检偏器或起偏器的偏振方向之间的角度相关。如MSUM，长轴与起偏器或检偏器的偏振方向的角度成45°时图像最为明亮。

而当结晶长轴与检偏器或起偏器的偏振方向成某些角度时，起偏器产生的平面偏振光将沿结晶光轴入射，其振动方向不变，故出射光波将被检偏器阻挡，结晶不显像，呈暗视野。也就是说，结晶的双折射性可衰减或消失，该角度称为消光角。如MSUM的消光角为0°～30°，CPPD为0°～35°，胆固醇结晶为0°～44.5°。因此，当结晶在载物台上做360°旋转时，将会观察到4次明亮和4次消光，即出现四明四暗现象（图2-5）。

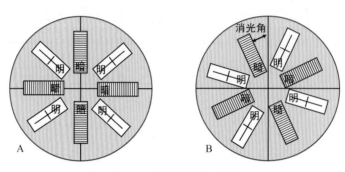

图2-5　结晶的消光现象

4.补偿器　补偿器位于起偏器和检偏器之间，其慢轴方向已被标注出来，与起偏器和检偏器互成45°，主要由一厚度非常精确的双折光镜片组成，能对组成白色偏振光的不同色光的波长产生影响，阻止白光光谱的某种色光而传播其他色光，从而产生丰富的色彩。在临床检查中，补偿器通常使用的是红色石英镜片。它可以去除白光光谱中的绿色，使显微镜的视野不再黑暗，呈现红色。

当被测结晶的慢轴方向与补偿器的慢轴方向平行时，其颜色增强，呈蓝色；而当被测结晶的慢轴方向与补偿器慢轴方向垂直时，其颜色衰减，呈黄色。对CPPD结晶而言，其慢轴方向与结晶的长轴一致。当被测CPPD结晶的长轴与补偿器的慢轴平行时，其结晶慢轴亦平行于补偿器的慢轴，结晶的颜色增强，呈蓝色；如进一步将CPPD结晶旋转90°，使其长轴与补偿器慢轴垂直，则其慢轴亦垂直于补偿器的慢轴，结晶颜色会衰减而呈黄色。这一过程称正性延伸，临床上亦常称正性双折射。对MSUM结晶而言，情况恰好相反，其慢轴方向与结晶的长轴垂直。当被测MSUM结晶的长轴与补偿器的慢轴平行时，其结晶慢轴巧合垂直于补偿器的慢轴，结晶的颜色衰减，呈黄色；如进一步将MSUM结晶旋转90°，使其长轴与补偿器慢轴垂直，则其慢轴将平行于补偿器的慢轴，结晶颜色增强，呈蓝色。这一过程称负性延伸，临床上亦常称负性双折射。为方便大家的记忆，将CPPD和MSUM在偏振光显微镜下的颜色变化总结如下："平行蓝色焦磷酸，平行黄色尿酸盐"。

三、偏振光显微镜的应用

关节腔积液中结晶的检出和鉴定对晶体性关节病的诊断及鉴别诊断极为重要。关节腔积液结晶检查要求制备湿片，即取一滴新鲜关节腔积液涂片镜检。将关节腔积液先进行离心，再将沉淀物用少许上清液稀释后涂片检查，有助于发现含量少的结晶。需要注意的是涂片的制作不宜太薄，否则一些弱折射性的结晶会被遗漏；所用载玻片及盖玻片必须无尘及无划痕，否则将影响观测效果；观察结晶要注意其形态、长度、光延长性、淬灭性及折射角度等，以辨别这些物质的性质。

（一）尿酸钠结晶

对于既往无痛风病史，亦无其他的特征性临床表现的单关节受累的患者，尤其是急性膝关节炎患者，证实其关节腔内有尿酸盐结晶的存在是诊断的"金标准"，其阳性率达93%。在偏振光显微镜下可见到白细胞内或呈游离状态的尿酸钠结晶，呈针状（2～20μm），并有强负性双折射现象（图2-6）。急性痛风滑膜炎患者，巨噬细胞内常含有不同大小的尿酸钠结晶（图2-7），偏振光显微镜有助于鉴别尿酸钠结晶与双水焦磷酸盐结晶。

对于疑有痛风石的组织，可取标本用无水乙醇固定后检查。不可用甲醛溶液（福尔马林）固定，因为福尔马林会溶解尿酸盐结晶。分别在普通光学显微镜和偏振光显微镜下观察切片中尿酸盐结晶。对于此类组织标本，可做紫尿酸胺定性试验，呈蓝色者为尿酸盐；亦可用非特异的染色技术如硝酸银染色，结晶呈黑褐色。

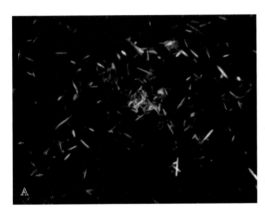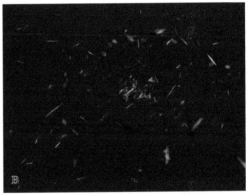

图2-6　偏振光显微镜下痛风间歇期尿酸钠结晶

A.在无症状痛风患者的关节腔积液中出现细长不规则的尿酸钠结晶，而无炎症细胞（偏振光，×400）；B.尿酸钠结晶显示特征性强负性双折光（补偿偏振光，×400）

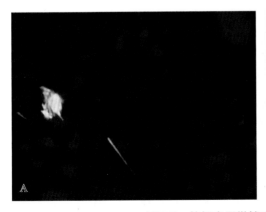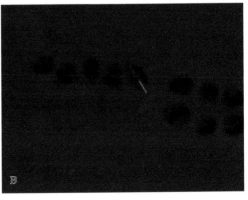

图2-7　偏振光显微镜痛风急性期尿酸钠结晶

A.细胞内外针状和杆状尿酸钠结晶（偏振光，×1000）；B.尿酸钠结晶显示特征性强负性双折光（补偿偏振光，×1000）

（二）双水焦磷酸钙结晶

CPPD沉积病的实验室诊断主要依靠相差偏振光显微镜鉴定关节腔积液中的CPPD结晶。尽管CPPD结晶比较稳定，也应尽快送检关节腔积液标本，避免结晶溶解或标本中其他物质干扰。用于组织学检查的标本应在中性缓冲液中保存，使用不引起结晶溶解的染色液；有骨组织时通常需要脱钙处理，在脱钙过程可能使结晶消失。

焦磷酸钙沉积病患者的关节腔积液通常是浑浊或血性，黏度降低，细胞数明显升高（通常90%以上是中性粒细胞）。慢性焦磷酸盐关节病的关节腔积液外观、黏度、细胞计数情况变化较大，可以是"炎性"，也可以是"非炎性"。普通光学显微镜观察CPPD结晶容易漏检，利用补偿偏振光显微镜（×400倍）可发现细胞内CPPD结晶。其形态有一定的特异性，通常为杆状和菱形，有时为针形，长2～20μm，呈弱正性双折光，倾斜消光性15°～20°。有时结晶可端端成角连接、成对出现。镜下应与MSUM相鉴别。当CPPD结晶数量较少时，应增加视野数量或全片浏览以提高检出率（图2-8）。

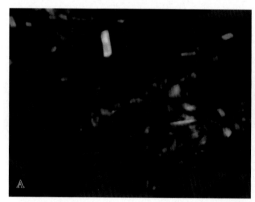

图2-8　偏振光显微镜下CPPD结晶

A.杆状CPPD结晶（偏振光，×400）；B.CPPD结晶弱或无正性双折光（补偿偏振光，×400）

（三）碱性磷酸钙结晶

发现和鉴定碱性磷酸钙（BCP）结晶较为困难，目前尚缺乏简单易行和可靠的技术手段。普通光学显微镜无法分辨一些针状、长度<0.1μm的单个BCP结晶，发现的都是自由排列的体积较大的聚合体（2～19μm）。由于BCP结晶无双折光性，因此不能用补偿偏振光显微镜来鉴定。在普通光学显微镜下含有羟磷灰石的标本通常表现为球状的结晶簇，类似闪光的硬币。

（四）草酸盐结晶

草酸盐结晶主要成分是草酸钙（calcium oxalate），分子式为$CaC_2O_4 \cdot H_2O$。草酸盐晶体沉积病见于原发性和继发性高草酸尿症。本病的确诊依据是在关节腔积液中或关节软骨及其他组织活检标本中找到草酸钙结晶。草酸钙结晶主要表现为两种形式：双水草酸钙和单水草酸钙。关节腔积液中大部分草酸盐结晶位于细胞外，也可分布在细胞内。

在普通光镜下，草酸钙结晶呈多形态，典型的呈双锥形或信封样，大小为5～30μm。利用偏振光显微镜鉴定草酸盐结晶较为容易，除具有典型双锥样形状外，大多数结晶具有强正性双折光性，但一些小的杆状结晶正性双折光表现较弱，易与双水焦磷酸钙结晶相混淆（图2-9）。

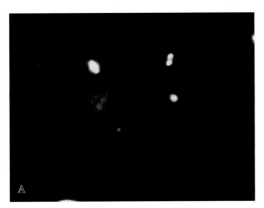
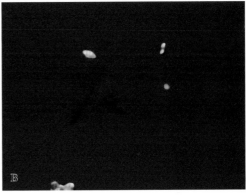

图2-9　偏振光显微镜下草酸钙结晶
A.双锥形和小多形性草酸钙结晶（偏振光，×400）；B.草酸钙结晶显示不同的双折光（补偿偏振光，×400）

（五）脂质结晶

1.胆固醇结晶　含大量胆固醇结晶的关节腔积液常呈金黄色或黄褐色。典型的胆固醇结晶在显微镜下呈现两种形态：一种是最常见的具有强双折光性的、带有一个以上缺口的矩形片状结构，大小为8～100μm，是晶体性关节病中已知的最大结晶；另一种为正性或负性双折光的杆状或针状结晶，大小为2～20μm。针状结晶易与MSUM混淆，而杆状结晶易与CPPD结晶混淆（图2-10）。关节腔积液中的胆固醇结晶一般分布在细胞外，在巨噬细胞内还未观察到该结晶，可能是由于胆固醇结晶体积大不能被吞噬。

2.脂肪滴　液态脂肪滴是脂质的一种，可见于关节积血或外伤后的关节炎症。液态脂肪滴由以层状排列的微球为特点的液态和固态脂肪组成，它既具有固体形式，又具有

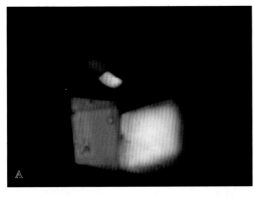
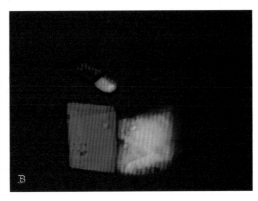

图2-10　偏振光显微镜下胆固醇结晶
A.多形性胆固醇结晶，包括不同大小的有或无缺角的片状结晶、杆状和针状结晶（偏振光，×400）；B.强或弱、正性或负性双折光（补偿偏振光，×400）

液体的流动性。液态脂肪滴主要来自于红细胞或其他细胞释放的磷脂，但在创伤情况不明显时，应考虑其他来源如炎性渗出的前体物质。当其大量出现时，这些脂肪滴可以被细胞吞噬，引起急性关节炎的症状。大多患者为单关节炎，膝关节是最常受累的部位，也有腕关节受累甚至多关节炎的报道。在偏振光显微镜下较易发现液态脂肪滴，表现为2～20μm的马耳他十字样球形体，具有正性双折光。如果仅发现极少量的微球并没有有明显的临床意义；当大量出现在细胞内外，考虑它们是引发关节炎症的可能原因。

（六）糖皮质激素结晶

在关节腔内注射糖皮质激素后，可出现一过性细胞吞噬激素结晶和白细胞计数升高的现象。关节腔积液中可以发现多种形态的结晶，包括不规则形、杆状或方形，有强正性或强负性双折光结晶。

（七）免疫球蛋白结晶

冷球蛋白是在寒冷时沉淀、温暖时溶解的一种免疫球蛋白，可在多发性骨髓瘤患者的血细胞中结晶。在冷球蛋白血症患者的肾、脾、肝、血管、皮肤、淋巴结、睾丸、角膜等处都可能发现冷球蛋白结晶，这些沉积与不同程度的器官功能受损有关。同样，冷球蛋白也可沉积在关节滑膜上。

免疫球蛋白结晶较大，为3～60μm或更大，且在冷凝过程中呈现多种形状，通常表现为六角形、钻石形或多角形，但也有较小的方形、菱形或针状，可能会与已知的其他致病性晶体混淆。该结晶在偏振光显微镜下显示强的正性或负性双折光性。由于是蛋白质，可被亚甲蓝染料着色，借此可将其与其他无机盐结晶区分开来。

（八）夏科-雷登结晶

夏科-雷登（Charcot-Leyden）结晶是在破损的嗜酸性粒细胞胞质中形成，本质是半乳糖凝集素-10。光学显微镜下结晶大小为17～25μm，双锥形或指南针状，偏振光显微镜下具有弱正性或负性双折光性（图2-11）。

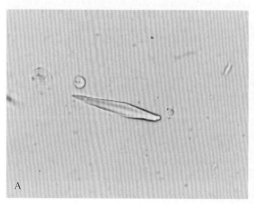

图2-11　夏科-雷登结晶（×400）

A.夏科-雷登结晶无色，双锥形；B.偏振光显微镜下结晶，双锥形夏科-雷登结晶呈弱正性双折光（补偿偏振光）

（九）异物

异物微粒进入关节或关节周围软组织可引起关节滑膜炎、腱鞘炎及感染而致的蜂窝织炎或异物反应所致的无菌性炎症等。引起异物性滑膜炎的物质多种多样，偏振光显微镜可发现聚乙烯、塑料细片、木屑、金属微粒等。

CPLM用于关节腔积液的鉴定技术同样适用于痛风石、滑膜、软骨等组织的检测。其鉴定MSUM比较精确，鉴定CPPD的敏感度和特异度较差。各种结晶在偏振光显微镜下的形态特点及临床意义见表2-5。

表2-5 各种结晶在偏振光显微镜下的形态特点及临床意义

结晶	大小（μm）	形状	双折射性	疾病
单水单钠尿酸盐	2～20	杆状、针状	强负性	急、慢性痛风
双水焦磷酸钙	2～20	杆状、多面体	弱正性	焦磷酸钙沉积病、骨骨关节炎
磷灰石结晶	2～19	圆形、不规则团块状	无	关节周围钙化、钙质沉着症、骨关节炎
草酸钙结晶	5～30	八面体结构、圆形、椭圆形	强或弱正性	原发或继发草酸盐沉着症
胆固醇结晶	8～100	缺角的方形、针形	负性或正性	风湿病所致关节慢性积液、骨性关节炎
糖皮质激素结晶	4～15	杆状、棱形、不规则形、团块状	强正性或负性	医源性关节腔注射后急性发作
脂肪滴	2～20	偏光镜下呈马耳他十字形	强正性	急性关节炎、滑囊炎
夏科-雷登结晶	17～25	双锥体形	正性或负性	嗜酸性滑膜炎
免疫球蛋白结晶	3～60	多形态	正性或负性	多发性骨髓瘤、冷球蛋白血症

第四节 关节腔积液其他相关检验

一、关节腔积液化学、免疫学检查

（一）蛋白质

关节液的蛋白组成成分和血浆中的大致相同，平均蛋白质含量约占血浆中蛋白质含量的1/3。在正常生理条件下由于关节滑膜的屏障作用，可阻止大分子蛋白进入关节腔中。关节液中的主要蛋白成分为白蛋白（约为血浆浓度的37%），其次为球蛋白、转铁蛋白，无纤维蛋白。

1.参考区间 11～30g/L，白蛋白与球蛋白之比为4∶1，无纤维蛋白。

2.临床意义 蛋白质增高主要见于化脓性关节炎，其次是类风湿关节炎、系统性红斑狼疮、创伤性关节炎、痛风性关节炎、骨性关节炎。关节炎时关节腔积液中的总蛋白、白蛋白、球蛋白和纤维蛋白都可增高。关节腔积液中蛋白质浓度的高低可间接提示化脓性关节炎关节腔的感染程度。化脓性关节炎的关节腔积液蛋白质含量可增高至40g/L以上，甚至达到60g/L。类风湿关节炎活动期的患者关节腔积液中蛋白可增多，如纤维蛋白、β_2球蛋白、β_1脂蛋白、α_2糖蛋白和α_2球蛋白。另外，关节炎症时由于关节滑膜屏障的破坏，通透性改变及血流增加，小分子的血浆蛋白也更容易进入关节腔，如C反应蛋白、防御保护素等，具有一定的临床诊断价值。

（二）葡萄糖

关节液葡萄糖应与空腹血糖同时测定，尤其在禁食或低血糖的情况下。因餐后血糖与关节液葡萄糖的平衡较慢且不易判断，故以空腹关节液葡萄糖浓度为准。标本采集于含氟化物的试管内，并立即检查，以避免葡萄糖转化为乳酸。

1.参考区间　3.3～5.3mmol/L。

2.临床意义　在正常条件下，健康人关节液中的葡萄糖浓度略低于血浆中葡萄糖的浓度，两者相差<0.5mmol/L（10mg/dl）。在化脓性关节炎时，关节腔积液中的葡萄糖下降速度明显大于血糖，一方面由于急性感染时白细胞增多，将葡萄糖转化为乳酸；另一方面由于细菌代谢需要消耗葡萄糖，导致关节腔积液中葡萄糖含量下降。有研究报道化脓性关节炎时关节腔积液中葡萄糖的浓度可低于2.2mmol/L。结核性关节炎、类风湿关节炎的关节腔积液中葡萄糖降低的程度比化脓性关节炎小。但仅根据关节腔积液中葡萄糖的下降，不能作为化脓性关节炎的诊断指标。

（三）乳酸

1.参考区间　1.0～1.8mmol/L。

2.临床意义　化脓性关节炎的关节腔积液中细胞对葡萄糖的利用率和需氧量增高，炎症使血液循环不足以及低氧代谢等因素导致乳酸含量增高。类风湿关节炎患者关节腔积液中乳酸轻度增高，而淋病奈瑟菌感染的关节腔积液乳酸含量可正常。关节腔积液中的乳酸水平高于10mmol/L可提示化脓性关节炎，而低于4.3mmol/L提示无菌性关节炎的可能性大。乳酸浓度可随着炎症程度增加而升高，在关节腔积液细菌培养阳性的标本中乳酸浓度可高达13.5mmol/L。乳酸检测的特异度差，但仍可作为关节腔积液区分化脓性关节炎和无菌性关节炎的指标之一。

（四）尿酸

1.参考区间　119～446μmol/L。

2.临床意义　尿酸可作为诊断痛风的一项参考指标。关节腔积液中的尿酸测定与血清中尿酸测定相似，若关节腔积液尿酸浓度增高同时检出尿酸钠结晶可作为痛风诊断的金标准。

（五）类风湿因子

1.参考区间　阴性。

2.临床意义　类风湿关节炎患者的血清类风湿因子（RF）约60%呈阳性，关节腔积液中RF阳性率比血清高。但RF为非特异性指标，阳性也可见于感染性（如结核）和其他非感染性关节炎。对于血清学检查不能确定的类风湿关节炎病例，关节腔积液中的RF检测可作为辅助指标。

（六）乳酸脱氢酶

1.参考区间　<280U/L。

2.临床意义　健康人关节液中，乳酸脱氢酶（LD）的活性通常低于血浆中的活性。一般而言，炎症性关节腔积液（如痛风、感染性关节炎、类风湿关节炎）的LD活性较高，即LD活性在280U/L以上。当LD活性在400～700U/L时，与类风湿关节炎的活动程度呈中等相关，而当LD活性超过750U/L时，表明炎症活性较高。

（七）抗核抗体

1.参考区间　阴性。

2.临床意义　抗核抗体既存在于血清中，也存在于关节腔积液、胸腔积液和尿液中。70%系统性红斑狼疮和20%类风湿关节炎患者关节腔积液中可检出抗核抗体。因此，当系统性红斑狼疮患者有关节炎症状时，可采集关节腔积液标本进行抗核抗体检查。

（八）补体

1.参考区间　约为血清补体的10%。

2.临床意义　风湿性关节炎患者血清补体多正常，关节腔积液补体可减少30%。活动性系统性红斑狼疮患者血清和关节腔积液补体均可降低。某些细菌感染或晶体性关节炎时关节腔积液中的补体水平也会降低。感染性关节炎、痛风、Reiter综合征患者关节腔积液补体可增高，且与关节腔积液的蛋白质含量升高呈正相关。

（九）α-防御素

α-防御素是一种蛋白质，由白细胞产生，用免疫学方法检测，主要应用于假体周围关节感染（periprosthetic joint infection，PJI）诊断。α-防御素对疑似PJI的患者具有较高的诊断意义，特别是在全膝关节和髋关节置换术后，而α-防御素阴性可以排除PJI，可作为PJI的验证性试验。但在C反应蛋白（CRP）正常，而α-防御素呈阳性时，应警惕其他疾病引起的假阳性。

二、关节腔积液病原学检查

多种微生物可引起感染性关节炎，最常见的致病菌为革兰氏阳性菌，如葡萄球菌和链球菌。因为感染性关节炎可快速破坏关节，经血源播散至其他部位，与死亡率显著相关，所以必须快速做出特异性诊断，同时给予广谱抗生素的经验性治疗。用新鲜关节腔积液进行革兰染色可发现约50%的感染性关节炎，其中对革兰氏阳性菌敏感度最高。

（一）细菌培养

关节腔积液细菌培养是诊断感染性关节炎的"金标准"，对非淋球菌感染性关节炎有75%～95%的敏感度和90%的特异度。有研究表明，使用血培养瓶采集的标本可增加关节腔积液细菌培养阳性率。细菌培养结果可用于指导敏感抗生素的临床使用，需在使用抗生素之前进行关节腔穿刺积液检查。在关节腔积液中找到尿酸结晶或其他结晶也应进行细菌培养，因为痛风和感染性关节炎可同时存在。淋球菌性关节炎细菌培养的阳性率低于10%。

（二）聚合酶链反应

使用聚合酶链反应（polymerase chain reaction，PCR）检测关节腔积液的微生物具有较高的敏感度和特异度，甚至在细菌培养为阴性的患者中亦如此。大多数细菌通过对核糖体RNA（16S rRNA）特定序列扩增可以被检测出。PCR可用于淋球菌性关节炎、结核性关节炎的诊断，也可用于判断感染性关节炎中病原体是否成功清除。此外，荧光定量PCR可检测micro RNAs，应用于骨关节炎等疾病的诊断。PCR检测关节腔积液微生物的敏感度和特异度应结合生物学检测是否阳性来解读。对标本的收集有严格要求，应避免污染，以免出现结果假阳性。

（三）宏基因二代测序

宏基因二代测序（metagenomics next-generation sequencing，mNGS）是结合新一代测序技术建立的宏基因组学研究方法，通过高通量测序和数据分析研究样本中微生物的组成，能无偏倚地检测各种病原体，包括细菌、真菌、病毒及寄生虫等。与传统检测方法相比，mNGS不仅能检测出常见的病原微生物，对于罕见或潜在的病原体，mNGS具有一定的优势。

相比于传统检测方法，mNGS具有检出率高、灵敏度高、周期短、不易受抗生素药物影响等优点，在指导临床用药方面发挥重要作用。

第三章

关节腔积液细胞形态学检验

第一节 关节腔积液非细胞成分形态特征及临床意义

一、纤维蛋白丝

纤维蛋白丝无色、透明，呈细丝状，散在分布或交织成网状（图3-1、图3-2），常包裹大量白细胞。纤维蛋白丝与尿酸钠结晶的区别：纤维蛋白丝稍长，可弯曲；尿酸钠结晶平直、尖细，淡黄色（图3-3、图3-4）。瑞-吉染色后纤维蛋白丝溶解，形成透明的丝状轮廓（图3-5、图3-6）。

纤维蛋白丝见于多种体液标本，如浆膜腔积液、关节腔积液及脑脊液等。该类物质是血液凝固过程中形成的一种蛋白质，正常关节液中通常不存在，若在关节腔积液中大量出现，多见于关节炎症，如感染性关节炎、结晶性关节炎（如痛风）、自身免疫性关节炎（如类风湿关节炎）等。

图3-1 纤维蛋白丝，丝状，长短不一，包裹大量白细胞（未染色，×400）

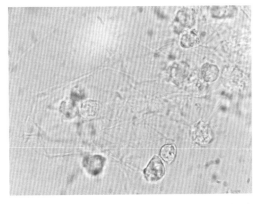

图3-2 纤维蛋白丝，易聚集成堆（未染色，×1000）

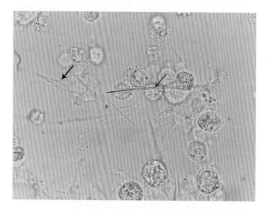

图3-3　纤维蛋白丝（黑箭所指），尿酸钠结晶（红箭所指）；背景可见大量白细胞（未染色，×400）

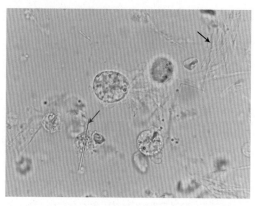

图3-4　纤维蛋白丝（黑箭所指），尿酸钠结晶（红箭所指）；来源于痛风性关节炎确诊病例（未染色，×400）

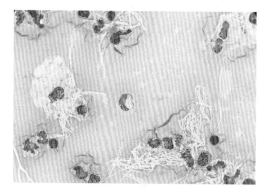

图3-5　纤维蛋白丝，无色、透明的丝状物（瑞-吉染色，×1000）

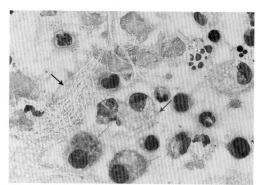

图3-6　纤维蛋白丝（黑箭所指），尿酸钠结晶（红箭所指），滑膜细胞（蓝箭所指），凋亡中性粒细胞（绿箭所指）（瑞-吉染色，×1000）

二、软骨素颗粒

软骨素颗粒也称硫酸软骨素或软骨素结晶，是一种软骨中自然产生的化合物。软骨素颗粒几乎出现在所有关节腔积液涂片中，是关节腔积液涂片的标记物。瑞-吉染色后软骨素颗粒呈紫红色，颗粒状，可聚集成堆（图3-7、图3-8）。

软骨素颗粒起润滑、营养和保护关节的作用，对评价关节腔积液质量十分重要。软骨素颗粒在关节腔积液中数量较多，减少意味着关节腔可能出现某种病变（图3-9、图3-10）。

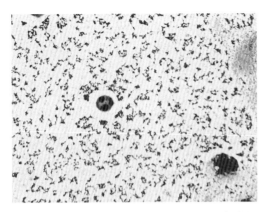

图3-7 软骨素颗粒，颗粒状，瑞-吉染色呈紫红色（瑞-吉染色，×1000）

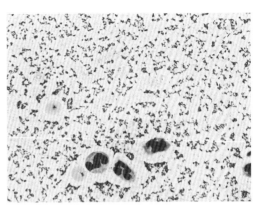

图3-8 软骨素颗粒，无固定形态，易聚集成堆（瑞-吉染色，×1000）

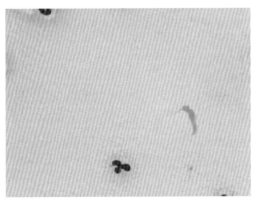

图3-9 软骨素颗粒，数量减少，来源于关节炎确诊病例（瑞-吉染色，×1000）

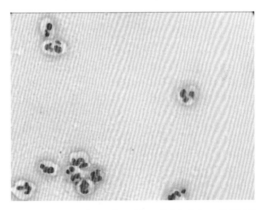

图3-10 软骨素颗粒，数量减少，背景可见大量中性粒细胞（瑞-吉染色，×1000）

三、脂肪滴

脂肪滴又称脂肪球，呈大小不等的圆球形或油滴状，无色或淡黄色，具有较强的折光性（图3-11～图3-14）；部分病例中的脂肪滴数量多，体积巨大。脂肪滴经苏丹Ⅲ染色后呈橘红色（图3-15）；偏振光显微镜观察可见典型的"马耳他十字"结构（图3-16）。瑞-吉染色后脂肪滴被醇类溶解变成脂肪空泡（图3-17、图3-18）。

正常关节液中脂肪含量极少；创伤性关节炎、滑膜炎、骨髓栓塞及关节内病变时，包括胆固醇、磷脂、中性脂肪及甘油三酯等脂肪成分均可升高。

1.创伤性关节炎 脂肪滴的出现可能是由于关节创伤导致的，特别是在骨折累及关节腔时；此外，骨折可能导致脂肪细胞从骨髓释放进入关节液中，也可形成脂肪滴。

2.骨髓栓塞 在某些情况下，脂肪滴的出现可能提示骨髓栓塞（bone marrow embolism），这是由于脂肪颗粒从骨髓进入血液循环所致，可能发生在严重的骨折或骨科手术后。

3.滑膜炎 某些滑膜炎或关节炎可能导致关节腔积液中出现脂肪滴；尤其是化脓性

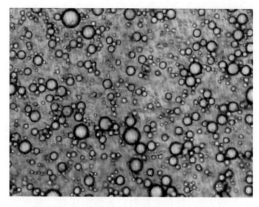

图3-11　脂肪滴，数量较多，体积大小不等（未染色，×100）

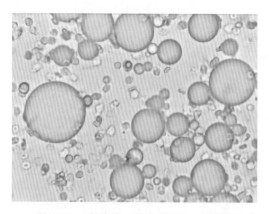

图3-12　脂肪滴，体积巨大；背景可见大量红细胞及白细胞（未染色，×1000）

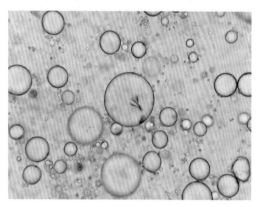

图3-13　脂肪滴，体积大小不等（未染色，×1000）

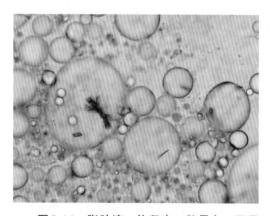

图3-14　脂肪滴，体积大，数量多，可见少量血红素结晶；来源于髌骨骨折病例（未染色，×1000）

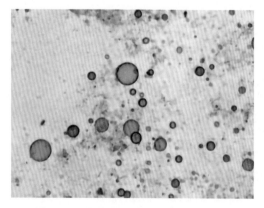

图3-15　脂肪滴，呈橘红色（苏丹Ⅲ染色，×100）

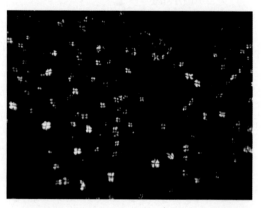

图3-16　脂肪滴，可见马耳他十字结构（偏振光显微镜，×100）

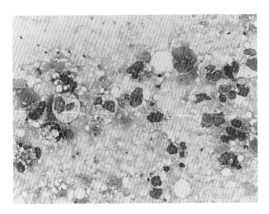

图3-17　脂肪滴溶解形成大小不等的空泡，来源于化脓性关节腔积液（瑞-吉染色，×1000）

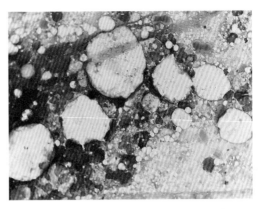

图3-18　脂肪滴溶解形成大空泡，来源于化脓性关节腔积液（瑞-吉染色，×1000）

炎症，中性粒细胞明显增多，同时伴有大量细胞碎片、坏死颗粒及数量不等的脂肪滴。

4.关节内病变　滑囊炎、结核性关节炎、风湿性关节炎等也可出现数量不等的脂肪滴。

四、结晶

关节腔积液的主要成分包括透明质酸、胶原蛋白和弹力蛋白等。当关节腔积液中某些成分的浓度超过正常范围时，就可能形成结晶。这些结晶可以反映关节内部的代谢状况和疾病的严重程度，对于诊断和治疗关节疾病具有参考价值。

（一）尿酸钠结晶

尿酸钠结晶是关节腔积液中常见的结晶之一，不同病例，结晶数量多少不等。尿酸钠结晶呈细针状或细杆状，常被白细胞吞噬，镜检时常见结晶穿过白细胞（图3-19～图3-22）；聚集成堆的尿酸钠结晶在低倍镜下观察呈棕黄色（图3-23～图3-25）；暗视野或相差显微镜观察有折光性（图3-26～图3-28）；瑞-吉染色后部分结晶可溶解，但仍有大量结晶散在或成堆分布在涂片中，也可被中性粒细胞或巨噬细胞吞噬（图3-29～图3-40）；SM染色后尿酸钠结晶不着色、不溶解，折光性强（图3-41～图3-46）。在偏振光显微镜下可见白细胞内或呈游离状态的尿酸钠结晶，呈针状（2～20μm），未进行颜色补偿时有较强的折光性，颜色补偿后有强负性双折射现象（图3-47～图3-53）。在含有尿酸钠结晶的关节腔积液中加0.1mmol/L稀盐酸后，针束状的尿酸钠结晶可变成尿酸结晶。

尿酸是嘌呤代谢的产物，正常情况下，会通过肾脏排出体外。然而，当尿酸产生过多或排泄不足时，就可能以尿酸或尿酸盐的形式储存在体内。关节腔积液出现尿酸钠结晶多见于急性痛风，典型临床表现包括关节红、热、肿、痛，尤其是夜间症状加重。目前，偏振光显微镜镜检仍是检测尿酸钠结晶的"金标准"，关节腔积液检出尿酸钠结晶对痛风的诊断和治疗具有重要意义。

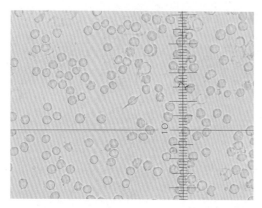

图3-19 尿酸钠结晶，结晶穿过白细胞（未染色，×400）

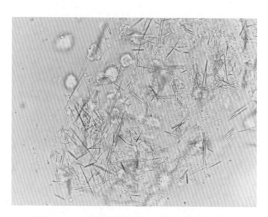

图3-20 尿酸钠结晶，数量较多，散在分布于细胞外（未染色，×400）

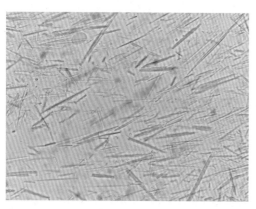

图3-21 尿酸钠结晶，结晶数量较多，细针状或细杆状（未染色，×1000）

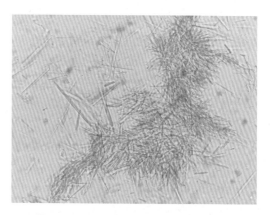

图3-22 尿酸钠结晶，结晶聚集成堆（未染色，×1000）

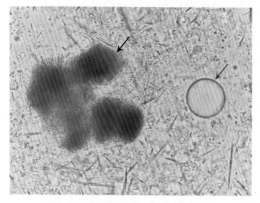

图3-23 尿酸钠结晶（黑箭所指）；脂肪滴（红箭所指）（未染色，×200）

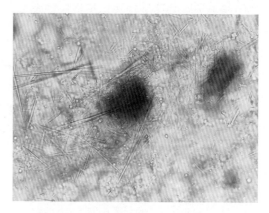

图3-24 尿酸钠结晶，结晶数量较多，低倍镜观察呈棕黄色（未染色，×200）

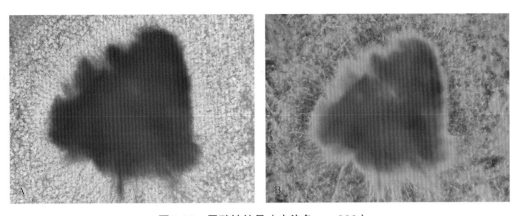

图3-25　尿酸钠结晶（未染色，×200）

A.低倍显微镜观察尿酸钠结晶呈棕黄色，可聚集成堆分布；B.暗视野观察，散在分布的结晶有折光性

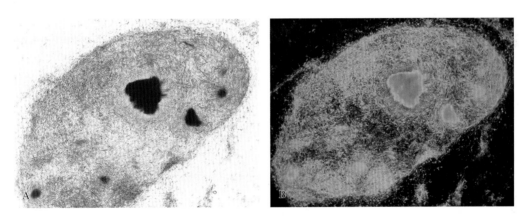

图3-26　尿酸钠结晶（未染色，×200）

A.低倍显微镜观察尿酸钠结晶呈棕黄色（明场）；B.结晶聚集成堆（暗视野）

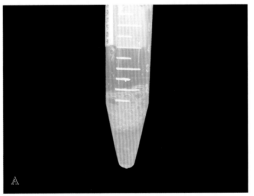
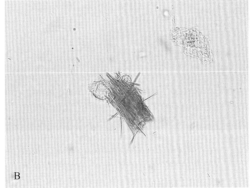

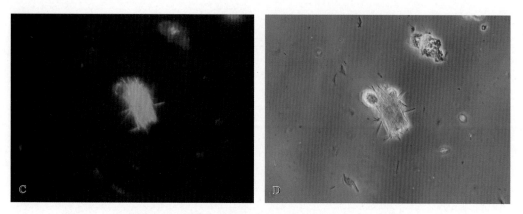

图3-27　尿酸钠结晶，来源于痛风患者的关节腔积液标本（未染色，×400）

　　A.关节腔积液，黄色、微浊，可见絮状物；B.明场观察尿酸钠结晶略带黄色（明场）；C.暗视野观察，结晶有折光性（暗视野）；D.相差显微镜观察结晶结构清晰（相差显微镜）

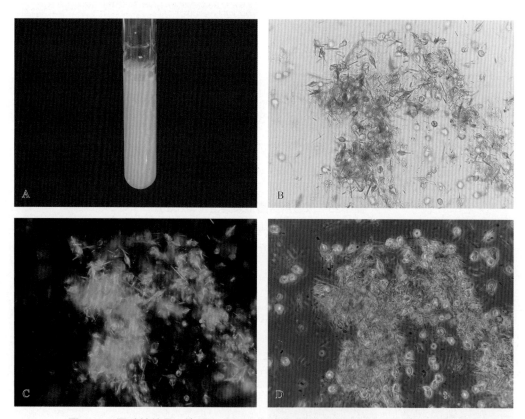

图3-28　尿酸钠结晶，来源于痛风患者的关节腔积液标本（未染色，×400）

　　A.关节腔积液，黄色、浑浊；B.尿酸钠结晶被白细胞吞噬（明场）；C.暗视野观察，结晶有折光性（暗视野）；D.相差显微镜观察尿酸钠结晶及细胞结构清晰（相差显微镜）

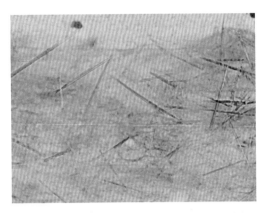

图3-29 尿酸钠结晶，呈针束状，淡黄色，散在分布（瑞－吉染色，×1000）

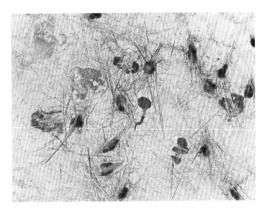

图3-30 尿酸钠结晶，针束状，部分结晶被白细胞吞噬（瑞－吉染色，×1000）

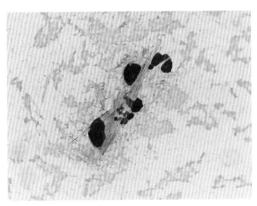

图3-31 尿酸钠结晶，针束状，常成束分布（瑞－吉染色，×1000）

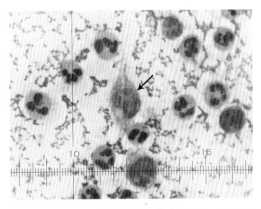

图3-32 尿酸钠结晶（箭头所指），被巨噬细胞吞噬，结晶不着色、不溶解（瑞－吉染色，×1000）

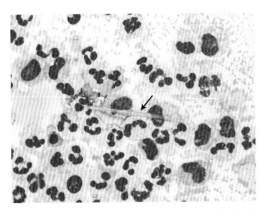

图3-33 尿酸钠结晶（箭头所指），淡黄色，针束状（瑞－吉染色，×1000）

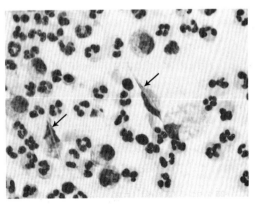

图3-34 尿酸钠结晶（箭头所指），穿过巨噬细胞（瑞－吉染色，×1000）

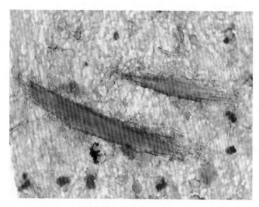

图3-35 尿酸钠结晶，淡黄色，成束分布（瑞-吉染色，×400）

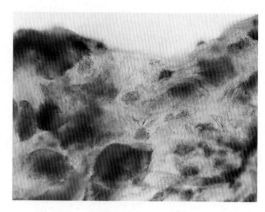

图3-36 尿酸钠结晶，聚集成堆，颜色较深（瑞-吉染色，×400）

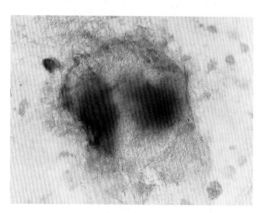

图3-37 尿酸钠结晶，成堆分布，低倍镜下结晶呈棕黄色（瑞-吉染色，×400）

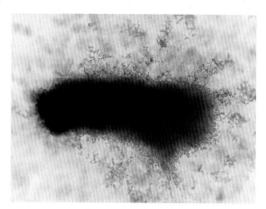

图3-38 尿酸钠结晶，聚集成堆（瑞-吉染色，×400）

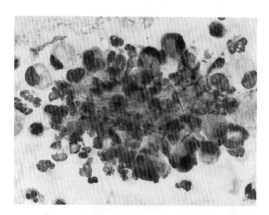

图3-39 尿酸钠结晶，分布在细胞团之间，呈束状；来源于痛风性关节炎确诊病例（瑞-吉染色，×1000）

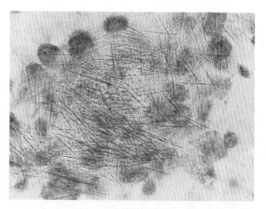

图3-40 尿酸钠结晶，数量较多，呈淡黄色；背景细胞着色较差（瑞-吉染色，×1000）

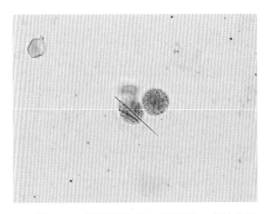

图3-41　尿酸钠结晶，细针状，穿过白细胞（SM染色，×400）

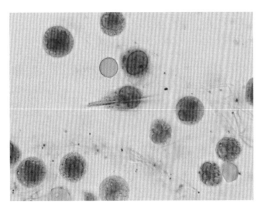

图3-42　尿酸钠结晶，不着色，穿过巨噬细胞（SM染色，×400）

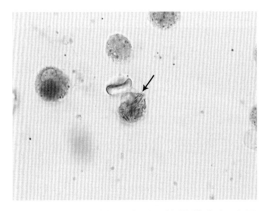

图3-43　尿酸钠结晶，结晶被白细胞吞噬，需要与焦磷酸钙结晶进行区别（SM染色，×400）

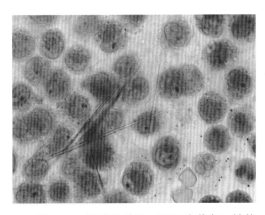

图3-44　尿酸钠结晶，可见淡黄色、针状的尿酸钠结晶；背景可见大量巨噬细胞（SM染色，×400）

图3-45　尿酸钠结晶，折光性强（SM染色，暗视野，×400）

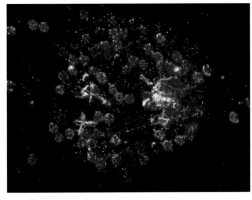

图3-46　尿酸钠结晶，分布在白细胞团内（SM染色，暗视野，×400）

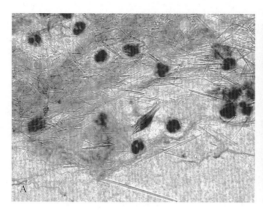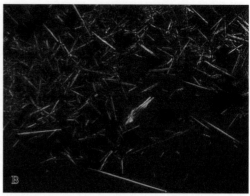

图 3-47　尿酸钠结晶（×400）

A.结晶数量较多，粗细不等，部分结晶被白细胞吞噬（瑞-吉染色）；B.结晶有较强折光性（偏振光显微镜，未进行颜色补偿）

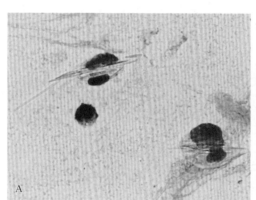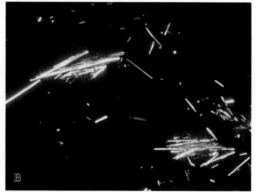

图 3-48　尿酸钠结晶（×1000）

A.结晶分布在细胞内（瑞-吉染色）；B.结晶有较强的折光性（偏振光显微镜，未进行颜色补偿）

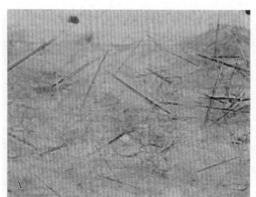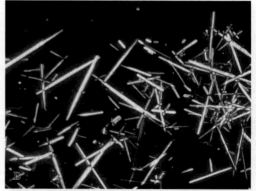

图 3-49　尿酸钠结晶（×1000）

A.尿酸钠结晶呈针束状，淡黄色（瑞-吉染色）；B.结晶折光性较强（偏振光显微镜，未进行颜色补偿）

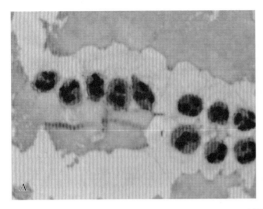

图3-50　尿酸钠结晶（×1000）

A.结晶分布在细胞内，结构不清晰（瑞-吉染色）；B.偏振光显微镜下有负性双折射现象（偏振光显微镜，颜色补偿）

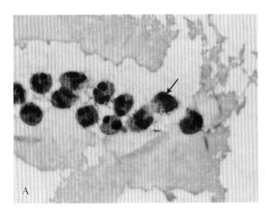

图3-51　尿酸钠结晶（×1000）

A.结晶被中性粒细胞吞噬，结构不清晰（瑞-吉染色）；B.偏振光显微镜下结晶清晰可见，有强负性双折射现象（偏振光显微镜，颜色补偿）

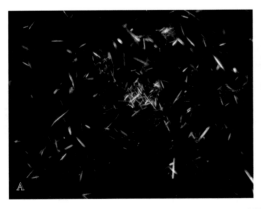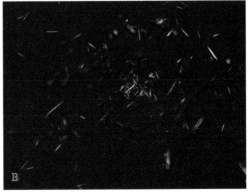

图3-52　尿酸钠结晶（×400）

A.结晶散在分布（暗视野）；B.结晶有负性双折射现象（偏振光显微镜，颜色补偿）

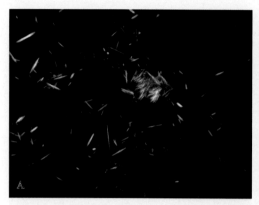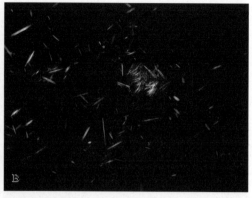

图3-53　尿酸钠结晶（×400）

A.结晶散在分布或聚集成堆（暗视野）；B.尿酸钠结晶有负性双折射现象（偏振光显微镜，颜色补偿）

（二）焦磷酸钙结晶

焦磷酸钙（calcium pyrophosphate，CPP）结晶是关节腔积液中常见的一种无色结晶，散在或成堆分布，也可被中性粒细胞或巨噬细胞吞噬，呈棒状、块状、长条形、针状或菱形，折光性弱，长2～20μm，宽约4μm（图3-54～图3-59）。焦磷酸钙结晶不溶于10%氢氧化钾和0.2mol/L氢氧化钠，溶于0.02mol/L盐酸。SM染色后焦磷酸钙结晶不着色、不溶解（图3-60、图3-61）；瑞-吉染色后焦磷酸钙结晶不着色、不溶解，分布于细胞内外（图3-62～图3-65）。在暗视野或相差显微镜下结晶有折光性（图3-66～图3-69）；使用偏振光显微镜观察，未进行颜色补偿时，焦磷酸钙结晶有较强的折光性（图3-70～图3-72）；利用补偿偏振光显微镜可以发现细胞内CPP结晶，表现为弱的正双折射性（图3-73）。

关节腔积液中检出焦磷酸钙结晶是焦磷酸钙沉积病（calcium pyrophosphate deposition，CPPD）诊断的关键依据；焦磷酸钙结晶也可见于退行性关节炎、骨性关节炎、软骨钙质沉积症、甲状腺功能减退或甲状旁腺功能亢进患者的关节腔积液中。

CPPD是一类以关节软骨及其周围组织钙盐沉积为特征的代谢性关节病，随年龄增长发病率增高，通常在50岁以后发作，60～80岁是发病高峰。病因可能与代谢障碍、遗传、年龄老化及关节损伤等有关，以代谢障碍、遗传因素多见。CPPD的临床表现如下：①急性关节炎：患者可能经历急性症状发作，表现为剧烈的关节疼痛、肿胀和红热，类似于痛风的急性发作，通常称为"假性痛风"；②慢性关节病变：一些患者可能发展为慢性关节病变，表现为持续的疼痛和关节功能受限，这可能与长期的结晶沉积和关节损伤有关。

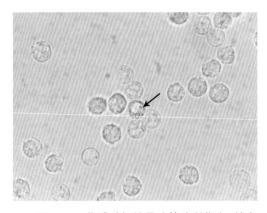

图3-54　焦磷酸钙结晶（箭头所指），被白细胞吞噬（未染色，×400）

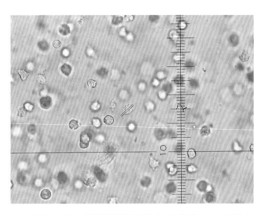

图3-55　焦磷酸钙结晶（未染色，×400）

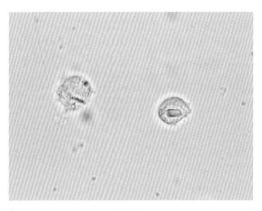

图3-56　焦磷酸钙结晶，无色、透明，被白细胞吞噬（未染色，×1000）

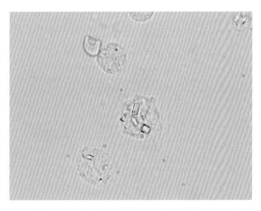

图3-57　焦磷酸钙结晶，无色、透明，斜方体样（未染色，×1000）

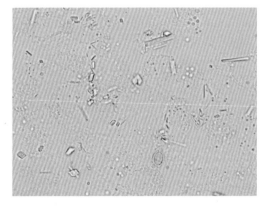

图3-58　焦磷酸钙结晶，数量较多，体积大小不等（未染色，×1000）

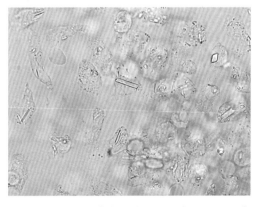

图3-59　焦磷酸钙结晶，无色、透明，大小不等，分布在细胞内外（未染色，×1000）

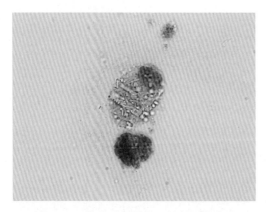

图3-60 焦磷酸钙结晶，结晶不着色（SM染色，×1000）

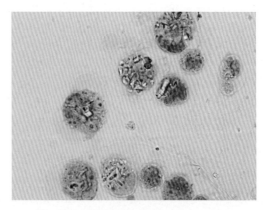

图3-61 焦磷酸钙结晶，被白细胞吞噬；来源于焦磷酸钙沉积病确诊病例（SM染色，×1000）

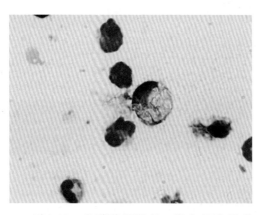

图3-62 焦磷酸钙结晶，被白细胞吞噬（瑞-吉染色，×1000）

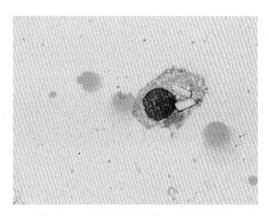

图3-63 焦磷酸钙结晶，结晶不着色、不溶解（瑞-吉染色，×1000）

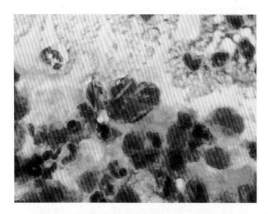

图3-64 焦磷酸钙结晶，数量较多（瑞-吉染色，×1000）

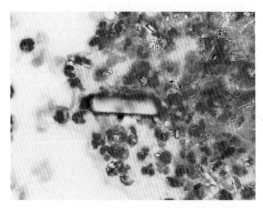

图3-65 焦磷酸钙结晶，体积巨大，无色，长条形，不溶解、不着色（瑞-吉染色，×1000）

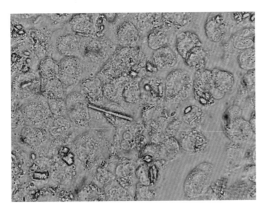

图3-66 焦磷酸钙结晶，体积大小不等，部分结晶体积较大（明场，×1000）

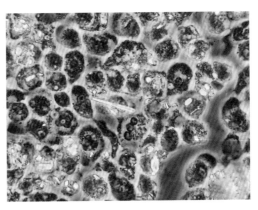

图3-67 焦磷酸钙结晶，暗视野显微镜观察有折光性（相差显微镜，×1000）

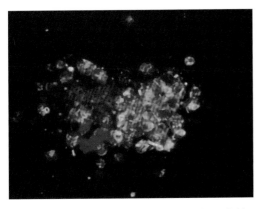

图3-68 焦磷酸钙结晶，结晶有折光性；来源于焦磷酸钙沉积病确诊病例（SM染色，暗视野，×200）

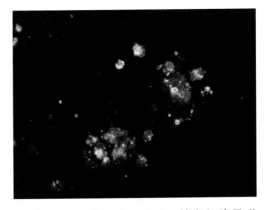

图3-69 焦磷酸钙结晶，被白细胞吞噬（SM染色，暗视野，×200）

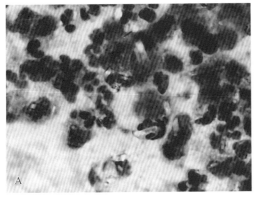

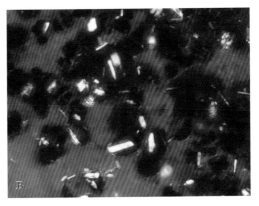

图3-70 焦磷酸钙结晶（瑞－吉染色，×1000）

A.普通光学显微镜；B.偏振光显微镜（未进行颜色补偿）

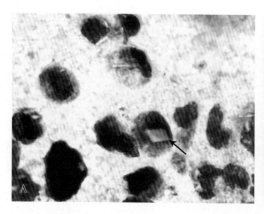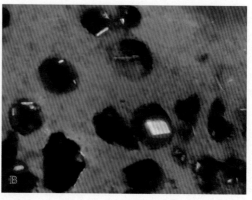

图3-71　焦磷酸钙结晶（×1000）

A.箭头所指结晶体积巨大（普通光学显微镜，瑞-吉染色）；B.偏振光显微镜（未进行颜色补偿）

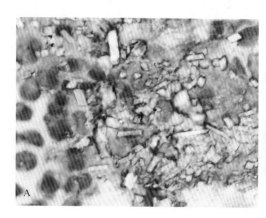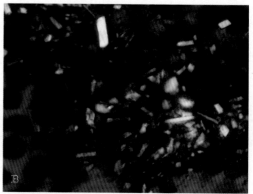

图3-72　焦磷酸钙结晶（×1000）

A.结晶数量较多，瑞-吉染色不溶解、不着色（普通光学显微镜）；B.偏振光显微镜镜检有折光性（未进行颜色补偿）

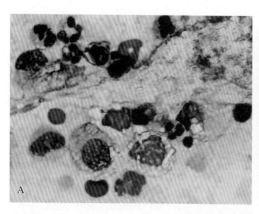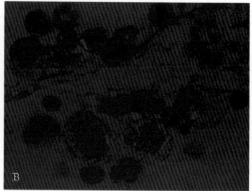

图3-73　焦磷酸钙结晶（×1000）

A.结晶无色、透明，分布于细胞内（普通光学显微镜，瑞-吉染色）；B.结晶分布于细胞内（偏振光显微镜，颜色补偿）

（三）胆固醇结晶

胆固醇结晶是一种无色透明的结晶。典型的胆固醇结晶呈缺角长方形或多层薄片状（图3-74、图3-75），在偏振光显微镜下折光性强（图3-76～图3-79），瑞-吉染色后部分结晶不溶解、不着色，有时也能在涂片上发现溶解后的结晶轮廓（图3-80～图3-83）。此外，在一些病例中可同时出现杆状、针状或半弧形胆固醇结晶，针状结晶易与MSUM混淆，而杆状结晶易与CPP结晶混淆。

胆固醇结晶多见于慢性关节炎或囊性积液，也可见于骨性关节炎、结核性关节炎及风湿性关节炎等炎症反应较重的疾病。

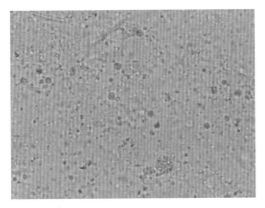

图3-74 胆固醇结晶，结晶无色、透明，低倍镜容易漏检（未染色，×200）

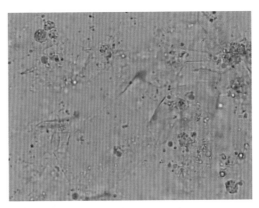

图3-75 胆固醇结晶，无色、片状（未染色，×400）

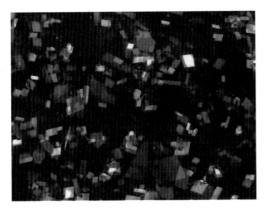

图3-76 胆固醇结晶，体积大小不等〔未染色，偏振光显微镜（未进行颜色补偿），×400〕

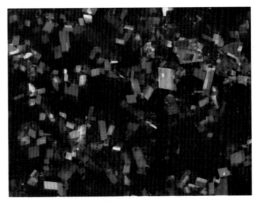

图3-77 胆固醇结晶〔未染色，偏振光显微镜（未进行颜色补偿），×400〕

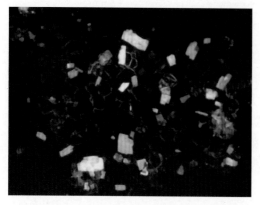

图3-78 胆固醇结晶，有折光性［未染色，偏振光显微镜（未进行颜色补偿），×400］

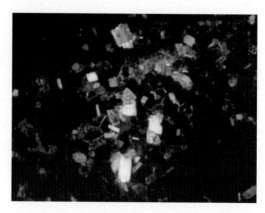

图3-79 胆固醇结晶，体积大小不等，在偏振光显微镜下更容易观察［未染色，偏振光显微镜（未进行颜色补偿），×400］

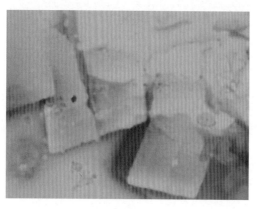

图3-80 胆固醇结晶，结晶溶解或丢失（瑞-吉染色，×1000）

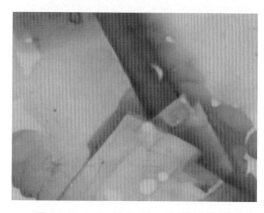

图3-81 胆固醇结晶，结晶的轮廓清晰（瑞-吉染色，×1000）

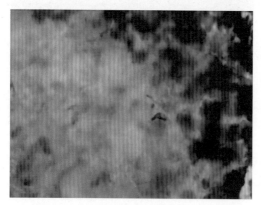

图3-82 胆固醇结晶，分布在涂片较厚的部位（瑞-吉染色，×1000）

图3-83 胆固醇结晶，偏振光显微镜镜检有折光性（瑞-吉染色，偏振光显微镜，×1000）

（四）羟磷灰石结晶

羟磷灰石（calcium hydroxyapatite，HA）是骨骼的主要矿盐。若在骨骼、牙齿外组织沉积则称为异位钙化。异位钙化可发生于结缔组织、关节及关节周围组织。HA关节周围沉积可发生于任何年龄，但其关节内沉积多见于老年人。关节与关节周围组织钙化一般无症状，但有时可造成急性关节炎和其他多种慢性关节疾病，临床可有以下表现。

1.关节周围炎 可发生于任何年龄和性别。受伤后或自发突然开始，疼痛明显，局部有触痛，数日后逐渐缓解或完全消退。肩关节受累常见，也可发生在膝、髋、腕及指关节等。有时出现慢性关节痛，关节活动时常牵涉受累肌腱引起疼痛。

2.滑膜炎 急性滑膜炎可累及多个关节，关节腔积液中可发现HA结晶；关节腔积液有核细胞增多，以巨噬细胞为主，也可伴中性粒细胞增多。

3.骨关节炎 关节的表现同原发性骨关节炎，但受累的关节不同。滑膜液、滑膜组织和软骨中可发现HA结晶。

4.破坏性关节病 多见于膝关节、肩关节，表现为痛、肿、活动受限。多发生于老年患者。症状可轻也可表现为严重疼痛，从关节功能障碍至关节侵蚀、萎缩、破坏、畸形。关节腔积液细胞少于1000×10^6/L，也可为血性渗出液，可有HA结晶。

影响羟磷灰石结晶的形成因素：①局部代谢异常，如关节液中钙和磷的浓度失衡。②组织损伤，导致钙盐沉积在损伤的软组织或关节结构中。③遗传因素，某些人可能更易患钙盐沉积疾病。含有羟磷灰石结晶的关节腔积液多为明显浑浊（图3-84、图3-85），显微镜观察羟磷灰石结晶为无色、大小不等的颗粒状（图3-86～图3-88），瑞-吉染色后结晶不着色、不溶解（图3-89～图3-91）；暗视野或相差显微镜观察有折光性（图3-92）。

羟磷灰石沉积病（hydroxyapatite deposition disease，HADD）是一种少见的遗传性疾病，患者体内会出现过量的羟磷灰石沉积，可能导致关节疼痛、关节僵硬、肌肉无力等症状，对患者的生活质量造成严重影响。HADD可以通过物理治疗、药物治疗〔使用非甾体抗炎药（nonsteroidal antiinflammatory drugs，NSAID）等〕、关节腔积液抽吸及手术等方式治疗。

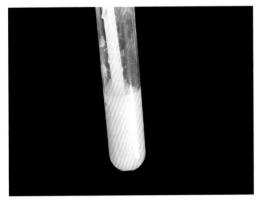

图3-84 含有羟磷灰石结晶的关节腔积液，乳白色（未离心）

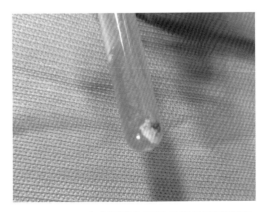

图3-85 含有羟磷灰石结晶的关节腔积液，沉淀呈白色（离心后）

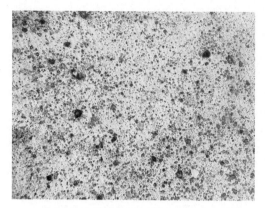

图3-86　羟磷灰石结晶（未染色，×100）

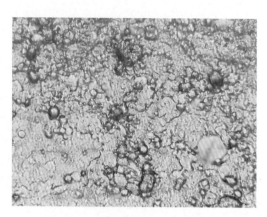

图3-87　羟磷灰石结晶（未染色，×1000）

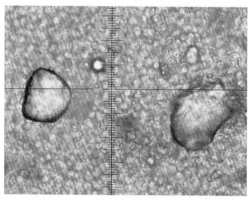

图3-88　羟磷灰石结晶，部分结晶体积巨大（未染色，×1000）

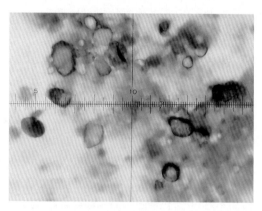

图3-89　羟磷灰石结晶，结晶不着色、不溶解（瑞-吉染色，×1000）

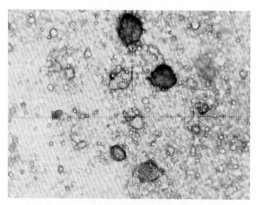

图3-90　羟磷灰石结晶，结晶体积大小不等（瑞-吉染色，×1000）

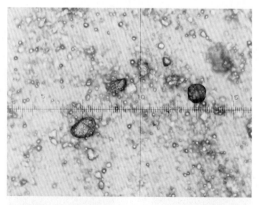

图3-91　羟磷灰石结晶，结晶不着色，无固定形态（瑞-吉染色，×1000）

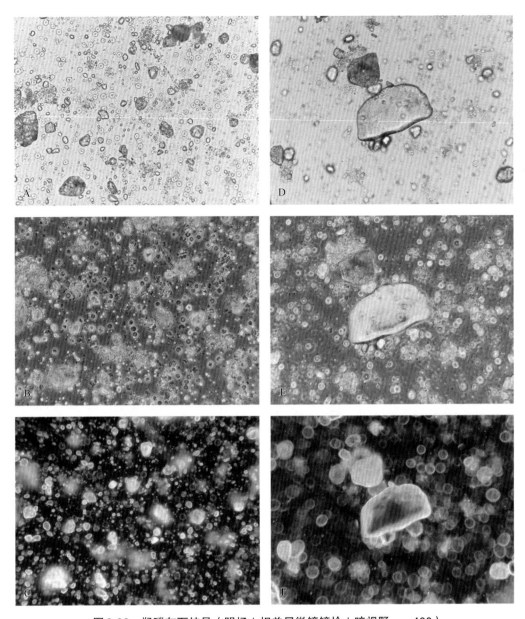

图3-92 羟磷灰石结晶（明场＋相差显微镜镜检＋暗视野，×400）

（五）血红素结晶

血红素结晶（hemoglobin crystals）又称胆红质结晶、橙色血质或血晶。血红素结晶是红细胞破坏后，血红蛋白分解释放出血红素，在低氧分压条件下形成的一种结晶。血红素结晶形态多样，呈金黄色针状、细丝状、斜方体样或菱形（图3-93～图3-107），不溶于氢氧化钠溶液，遇硝酸呈蓝色。瑞-吉染色后血红素结晶不溶解、不着色（图3-108～图3-111）。在暗视野、相差显微镜及偏振光显微镜下观察折光性较强（图3-112、图3-113）。

关节腔积液出现血红素结晶多见于关节内出血性疾病，如各种原因导致的关节创伤

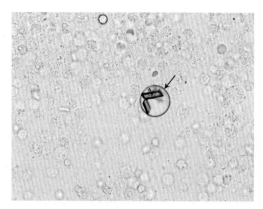

图3-93　血红素结晶（箭头所指），被脂肪球包裹；来源于化脓性关节炎确诊病例（未染色，×400）

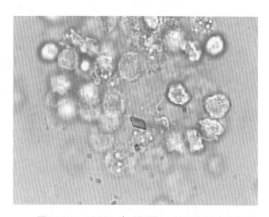

图3-94　血红素结晶，结晶呈斜方体样，金黄色；背景可见大量白细胞（未染色，×1000）

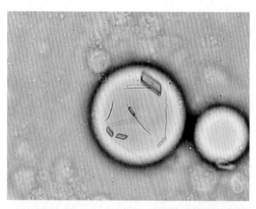

图3-95　血红素结晶，脂肪球包裹血红素结晶（未染色，×1000）

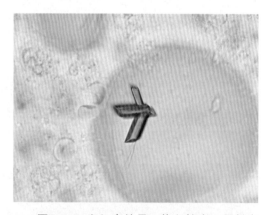

图3-96　血红素结晶，体积较大，呈斜方体样（未染色，×1000）

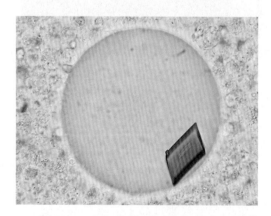

图3-97　血红素结晶，体积巨大，橙黄色；来源于化脓性关节炎确诊病例（未染色，×1000）

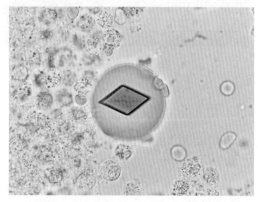

图3-98　血红素结晶，菱形，被脂肪球包裹；背景可见大量颗粒变性的白细胞，来源于化脓性关节炎确诊病例（未染色，×1000）

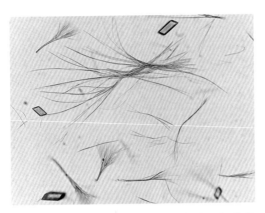

图3-99 血红素结晶，数量较多，细丝状或斜方体状（未染色，×1000）

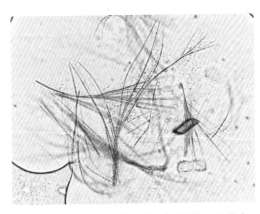

图3-100 血红素结晶，细丝状，金黄色，来源于化脓性关节炎确诊病例（未染色，×1000）

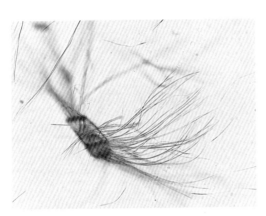

图3-101 血红素结晶，体积大，斜方体样和发丝样的结晶同时出现（未染色，×1000）

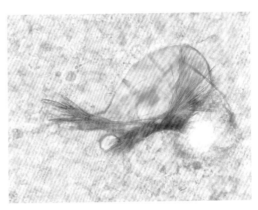

图3-102 血红素结晶，聚集成束，背景可见大量脓细胞（未染色，×1000）

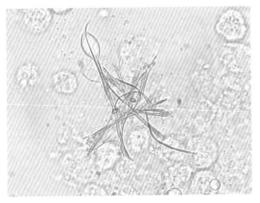

图3-103 血红素结晶，与胆红素结晶形态相似，但更粗大一些（未染色，×1000）

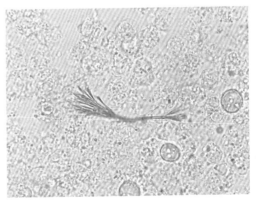

图3-104 血红素结晶，呈束状；背景可见大量细胞碎片和坏死颗粒（未染色，×1000）

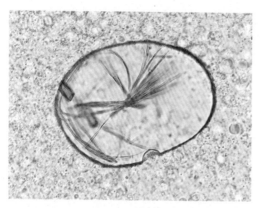

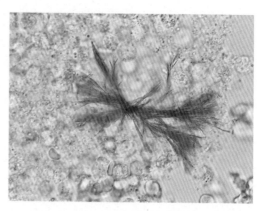

图3-105　血红素结晶；来源于细菌性关节炎确诊病例（未染色，×1000）

图3-106　血红素结晶，聚集成束；背景可见大量红细胞及破碎白细胞（未染色，×1000）

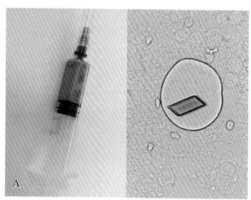

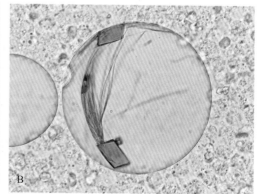

图3-107　血红素结晶（未染色，×1000）

A.标本性状：棕红色、浑浊（左），可见斜方体样血红素结晶（右）；B.血红素结晶呈斜方体或细丝状，背景可见大量白细胞

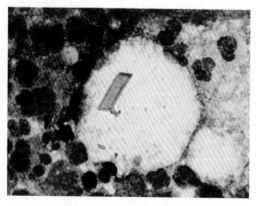

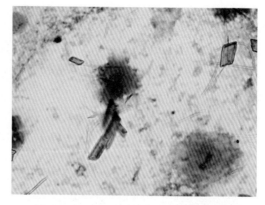

图3-108　血红素结晶，斜方体样（瑞-吉染色，×1000）

图3-109　血红素结晶，结晶数量较多，体积较大（瑞-吉染色，×1000）

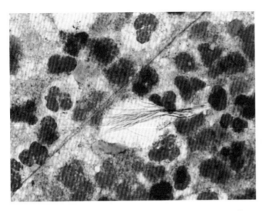

图3-110　血红素结晶，背景可见大量破碎的中性粒细胞；来源于化脓性关节炎确诊病例（瑞−吉染色，×1000）

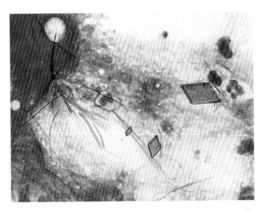

图3-111　血红素结晶，菱形或细丝状，背景可见大量细胞碎片；来源于化脓性关节炎确诊病例（瑞−吉染色，×1000）

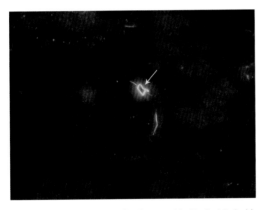

图3-112　血红素结晶，结晶有折光性（瑞−吉染色，偏振光显微镜，×1000）

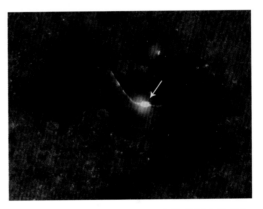

图3-113　血红素结晶，结晶呈斜方体状和细丝样（瑞−吉染色，偏振光显微镜，×1000）

出血、关节化脓性炎症、组织梗死性坏死、脓肿或囊肿、凝血障碍等。巨噬细胞可以吞噬血红素结晶，这类吞噬细胞出现相对较晚，一般见于出血7天后。

（六）草酸钙结晶

关节腔积液中很少发现草酸钙结晶（calcium oxalate crystal），若检出草酸钙结晶可能与草酸盐代谢异常有关，可见于以下几种情况。①原发性或继发性高草酸尿症：原发性高草酸尿症是一种罕见的遗传性疾病，体内草酸积累和排泄异常，可累及包括关节在内的多个器官。继发性高草酸尿症可能由某些疾病（如肠道疾病、吸收不良综合征）或饮食习惯（过量摄入草酸或维生素C）引起。②慢性关节疾病：在某些慢性关节疾病，如骨关节炎或炎症性关节疾病，关节液的化学成分可能发生变化，从而促进草酸钙结晶的形成。③肾功能障碍：肾脏是调节体内草酸水平主要器官，肾功能不全或其他肾脏疾病可能导致体内草酸水平升高，进而增加草酸钙结晶形成的风险。

关节腔积液中的草酸钙结晶和尿液中的类似，无色、透明，以八面体结构、椭圆形或哑铃形多见（图3-114、图3-115），利用偏振光显微镜鉴定草酸钙结晶较为容易，大多数结晶具有正性双折光性，但一些小的杆状结晶正性双折光较弱，易与双水焦磷酸钙结晶相混淆。

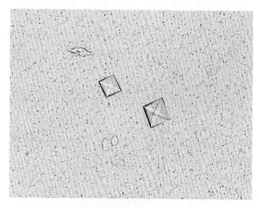

图3-114　草酸钙结晶，呈八面体结构，无色、透明（未染色，×400）

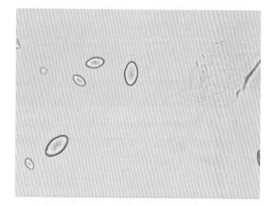

图3-115　草酸钙结晶，体积大小不等，椭圆形，无色、透明（未染色，×400）

（七）夏科-雷登结晶

夏科-雷登结晶（Charcot-Leyden crystal）呈无色或略带黄色、两端尖细的长菱形，具有折光性，背景常见大量嗜酸性粒细胞（图3-116、图3-117）。夏科-雷登结晶是嗜酸性粒细胞破裂后，在防御状态下嗜酸性颗粒融合而成。

关节腔积液嗜酸性粒细胞增高见于风湿性关节炎、风湿热、寄生虫感染及关节造影术后。类风湿关节炎是一种器官特异性自身免疫性疾病，本病的免疫调节失衡可导致嗜酸性粒细胞增多，提示该病在活动期。

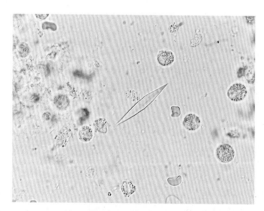

图3-116　夏科-雷登结晶，无色、透明，双锥形；背景可见少量红细胞及白细胞，白细胞内颗粒粗大，可能是嗜酸性粒细胞，需要瑞-吉染色进一步明确（未染色，×1000）

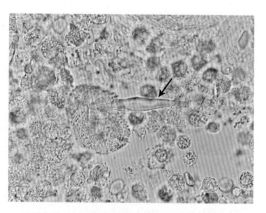

图3-117　夏科-雷登结晶（箭头所指），体积较大；背景可见大量白细胞（未染色，×1000）

（八）药物结晶

1.曲安奈德结晶 曲安奈德（triamcinolone acetonide）是一种合成皮质类固醇药物，常用于骨关节炎、类风湿关节炎、软组织炎症及其他炎症性关节疾病的治疗，以减轻炎症和疼痛。曲安奈德是以微晶形式存在于注射液中，只有在显微镜下才能观察到。曲安奈德结晶的形态因不同的条件和环境而异，可呈现无色或淡黄色的针状、片状或呈颗粒状（图3-118、图3-119）；瑞-吉染色曲安奈德结晶不着色（图3-120）。

曲安奈德可经关节内注射或囊内注射，还可直接进行腱鞘或关节囊给药，用于关节疼痛、关节肿胀、关节僵直的局部和短期治疗；肌内注射给药主要用于弥漫性风湿性关节炎的治疗。

2.复方倍他米松结晶 复方倍他米松是一种全身用皮质激素类药物。适用于治疗对糖皮质激素敏感的急性和慢性疾病，具有抗炎、抗过敏和抗风湿等作用。关节内和关节周围注射用于治疗肌肉骨骼和软组织疾病（如类风湿关节炎、骨关节炎、滑囊炎等），起到镇痛、抗炎效果；帮助减缓因类风湿关节炎、风湿性关节炎引起的乏力、呼吸急

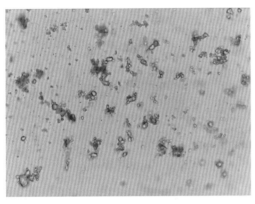

图3-118 曲安奈德结晶，无定形颗粒状（未染色，×400）

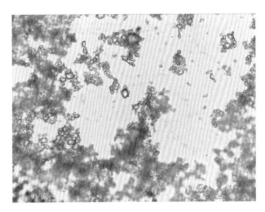

图3-119 曲安奈德结晶，数量较多，颗粒状（未染色，×400）

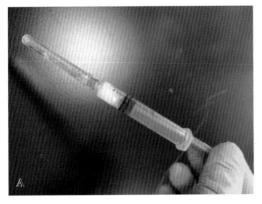
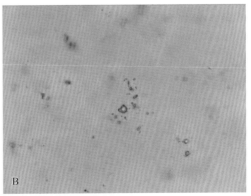

图3-120 曲安奈德结晶
A.关节腔积液标本，乳白色、浑浊；B.曲奈德结晶不着色，颗粒状（瑞-吉染色，×400）

促、尿血等不适症状。

复方倍他米松结晶无色、透明，颗粒状、块状或长条形（图3-121～图3-123）；染色后复方倍他米松结晶不溶解、不着色（图3-124）。关节腔积液中发现复方倍他米松结晶常见于骨关节病治疗后的关节腔积液。

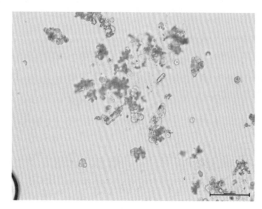

图3-121 复方倍他米松结晶，无色、透明；来源于骨关节炎治疗后的关节腔积液（未染色，×400）

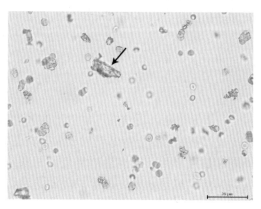

图3-122 复方倍他米松结晶（箭头所指）；背景可见大量红细胞（未染色，×400）

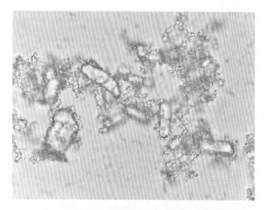

图3-123 复方倍他米松结晶，体积大小不等，颗粒状或长条形（未染色，×400）

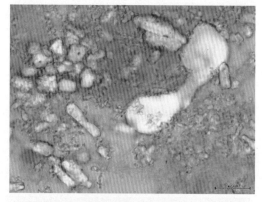

图3-124 复方倍他米松结晶，不着色、不溶解（伊红染色，×400）

3. 玻璃酸钠结晶 玻璃酸钠（sodium hyaluronate）是一种天然的分子量高、黏弹性好的多糖类物质，是构成关节腔积液的成分之一，起润滑关节的作用。正常情况下，玻璃酸钠分子链在关节腔积液内处于无序状态，呈透明质酸形式。在类风湿关节炎等病理情况下，关节腔积液内玻璃酸钠的分子量降低，可形成玻璃酸钠结晶。玻璃酸钠结晶呈针状、放射状，通常在偏振光显微镜下观察到明显的双折射现象，普通光学显微镜下不易发现。

玻璃酸钠注射液主要用于变形性膝关节病、肩关节周围炎的治疗，可以覆盖和保护关节组织，改善润滑功能。

第二节　关节腔积液非肿瘤细胞形态特征及临床意义

一、红细胞

1.新鲜红细胞　红细胞与外周血中红细胞形态相似（图3-125～图3-128）。正常关节腔积液中无红细胞；出现大量红细胞常见于穿刺本身造成的出血，也可见于以下疾病：①创伤性关节损伤：关节外伤或损伤可能导致血管破裂，引起关节内出血。这种情况常见于运动损伤、事故或其他外伤。②炎症性关节疾病：类风湿关节炎等疾病可能导致关节滑膜炎症和血管扩张，从而增加了关节内出血的风险。③血管病变：某些血管病变，如血管炎、血管畸形或血栓形成等，可能导致关节内血管损伤，从而引起出血。④凝血功能障碍：某些凝血障碍，如血友病或原发性免疫性血小板减少症等，增加了关节内出血的风险。⑤关节肿瘤：罕见的肿瘤如滑膜肉瘤等也可能导致关节内出血，尤其是在病变处发生血管破裂时。

关节腔积液中出现大量红细胞，要明确出血的原因，可根据病因进行针对性治疗、止血治疗、关节穿刺引流或手术治疗等。

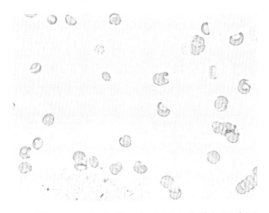

图3-125　红细胞，与外周血中的红细胞形态相同（未染色，×400）

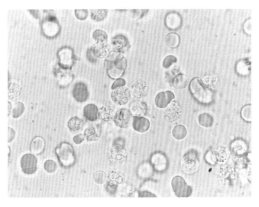

图3-126　红细胞伴大量白细胞出现（未染色，×1000）

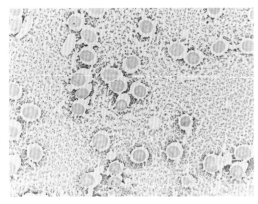

图3-127　红细胞增多，背景可见软骨素颗粒（瑞-吉染色，×1000）

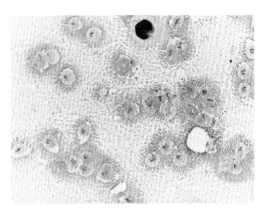

图3-128　红细胞凹陷处存留一些软骨素颗粒（瑞-吉染色，×1000）

2.陈旧红细胞　陈旧红细胞体积缩小或边缘呈毛刺状，与血红蛋白浓缩或丢失有关（图3-129、图3-130）。常见于关节腔陈旧性出血、关节炎恢复期或慢性关节病变的关节腔积液。

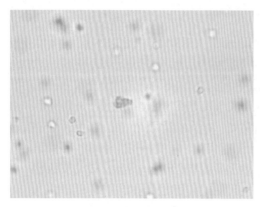

图3-129　陈旧红细胞，细胞聚集成堆（未染色，×400）

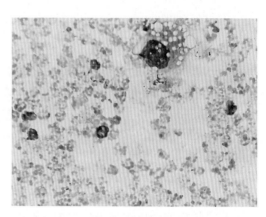

图3-130　陈旧红细胞，细胞边缘不整；来源于关节陈旧性出血确诊病例（瑞-吉染色，×1000）

二、白细胞

白细胞是关节腔积液较常见的一类细胞，其数量和种类与疾病密切相关。湿片镜检白细胞呈圆球形，结构立体，看不清细胞核（图3-131～图3-134）；急性关节炎症或化脓性关节腔积液白细胞数量明显增多（图3-135、图3-136）；染色法可区别白细胞种类，对疾病的诊断有指导意义。

导致关节腔积液白细胞增多的常见原因如下。①关节炎：炎症性关节疾病如类风湿关节炎、强直性脊柱炎等可能导致关节内炎症反应，进而引起关节腔积液中白细胞增多。②感染：细菌、病毒或真菌感染可导致关节腔积液中白细胞增加。③创伤或损伤：关节损伤或手术后，可能引起关节内炎症反应，导致白细胞进入关节腔。④其他疾病：其他影响关节的疾病，如血液病、肿瘤或免疫性疾病，也可能导致关节腔积液中白细胞增多。

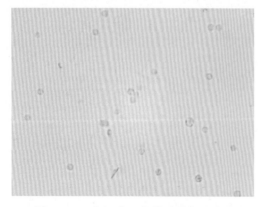

图3-131　白细胞，数量稍增多（未染色，×400）

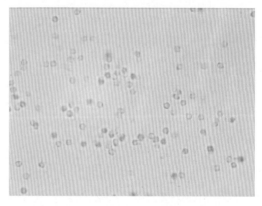

图3-132　白细胞，数量增多，呈球形（未染色，×400）

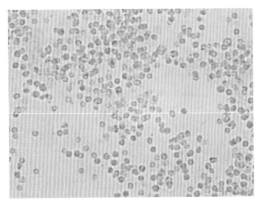

图3-133 白细胞，数量明显增多（未染色，×400）

图3-134 退化白细胞，形态不规则；注意加盖盖玻片也可出现类似表现（未染色，×400）

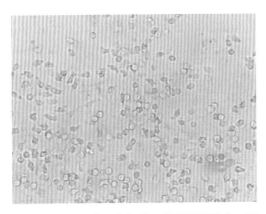

图3-135 变形白细胞，数量明显增多，形态不规则；来源于化脓性关节炎确诊病例（未染色，×400）

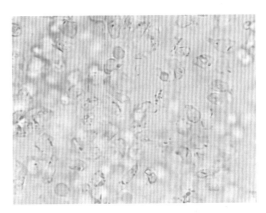

图3-136 变形白细胞，部分细胞吞噬焦磷酸钙结晶（未染色，×1000）

（一）中性粒细胞

关节腔积液中的中性粒细胞形态与外周血中的类似，细胞散在或成堆分布（图3-137～图3-154）。当关节出现炎性病变时，中性粒细胞可有不同程度的增多。

（1）白细胞数＞500 000×10⁶/L，中性粒细胞比例常＞90%：见于感染性炎症疾病，如急性细菌性感染、结核、Reiter综合征、病毒感染等。

（2）白细胞数为（12 000～50 000）×10⁶/L，中性粒细胞比例常＞50%：见于重度非感染性炎症疾病，如类风湿关节炎、风湿性关节炎、痛风性关节炎等。

（3）白细胞数为（3000～5000）×10⁶/L，中性粒细胞比例常＜30%：见于轻度非感染性炎症疾病，如系统性红斑狼疮（SLE）、硬皮病、绒毛结节状滑膜炎等。

（4）白细胞数为（200～2000）×10⁶/L，中性粒细胞比例＜25%：见于非炎症性疾病，如创伤性关节炎、退变性关节炎、肿瘤等。

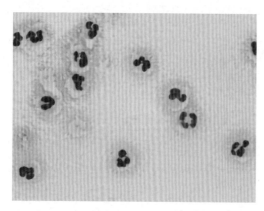

图3-137 中性粒细胞，数量增多（瑞-吉染色，×1000）

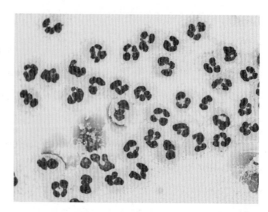

图3-138 中性粒细胞，细胞结构完整；来源于风湿性关节炎确诊病例（瑞-吉染色，×1000）

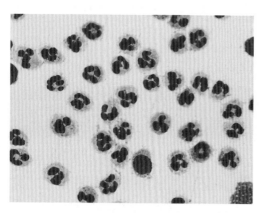

图3-139 中性粒细胞；来源于痛风性关节炎确诊病例（瑞-吉染色，×1000）

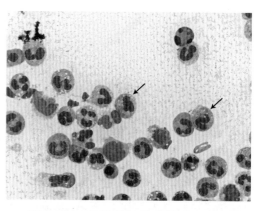

图3-140 中性粒细胞（箭头所指），胞质颗粒增粗、增多，部分细胞内可见脂质空泡（瑞-吉染色，×1000）

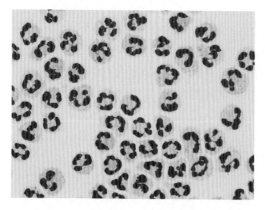

图3-141 中性粒细胞，细胞数量明显增多；来源于膝关节滑膜炎确诊病例（瑞-吉染色，×1000）

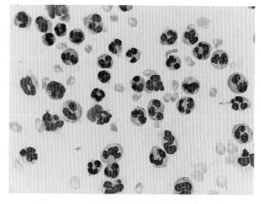

图3-142 中性粒细胞伴红细胞增多；来源于髋关节滑膜炎确诊病例（瑞-吉染色，×1000）

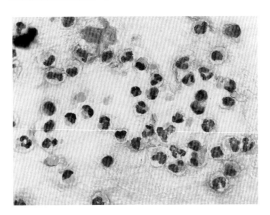

图3-143 中性粒细胞，细胞结构不清，常分布于涂片头部（瑞-吉染色，×1000）

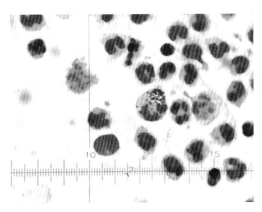

图3-144 中性粒细胞吞噬细菌（瑞-吉染色，×1000）

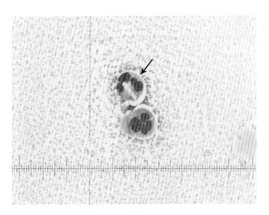

图3-145 中性粒细胞吞噬焦磷酸钙结晶（箭头所指）；来源于焦磷酸钙沉积病确诊病例（瑞-吉染色，×1000）

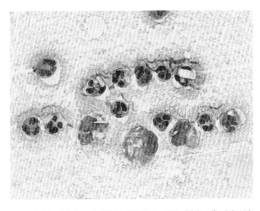

图3-146 中性粒细胞吞噬大量焦磷酸钙结晶，胞质内的结晶无色、透明，不着色、不溶解（瑞-吉染色，×1000）

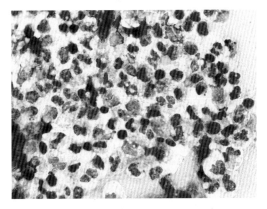

图3-147 中性粒细胞，细胞结构不完整，可见大量细胞碎片；来源于化脓性关节腔积液（瑞-吉染色，×1000）

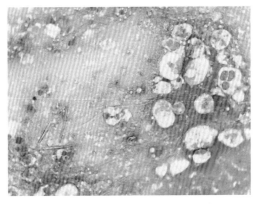

图3-148 中性粒细胞，部分细胞溶解；背景可见大量细胞碎片、坏死颗粒、脂质空泡及少量尿酸钠结晶（瑞-吉染色，×1000）

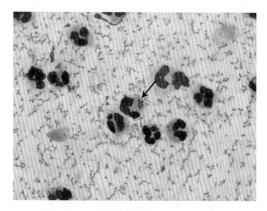

图3-149 中性粒细胞，吞噬大量球菌；来源于化脓性关节腔积液（瑞-吉染色，×1000）

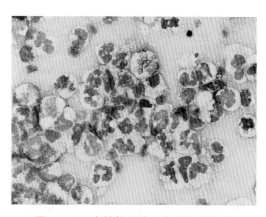

图3-150 中性粒细胞，部分细胞溶解、破碎；来源于化脓性关节腔积液（瑞-吉染色，×1000）

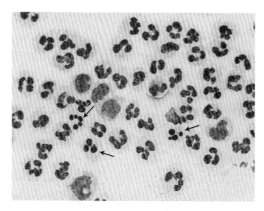

图3-151 凋亡中性粒细胞（箭头所指），胞核固缩（瑞-吉染色，×1000）

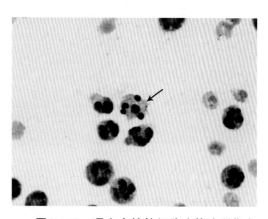

图3-152 凋亡中性粒细胞（箭头所指），胞核溶解、固缩（瑞-吉染色，×1000）

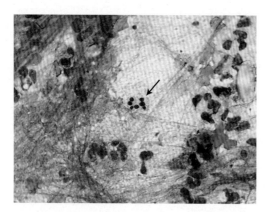

图3-153 凋亡中性粒细胞（箭头所指），胞核碎裂、固缩（瑞-吉染色，×1000）

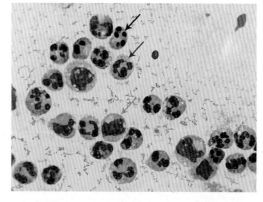

图3-154 凋亡中性粒细胞（黑箭所指）；中性粒细胞（红箭所指）；巨噬细胞（蓝箭所指）（瑞-吉染色，×1000）

（二）淋巴细胞

关节腔积液中的淋巴细胞形态与外周血中的相似（图3-155～图3-158），健康人关节液中仅见少量淋巴细胞，当免疫性损伤时，关节腔积液中成熟淋巴细胞会增多，如类风湿关节炎早期、慢性感染、结缔组织病等。当某些炎症刺激时，还可伴随胞质变化的反应性淋巴细胞增高（图3-159～图3-162）；此外，根据疾病的种类及严重程度，淋巴细胞数量可有不同程度增多，或伴其他种类细胞同时增多。

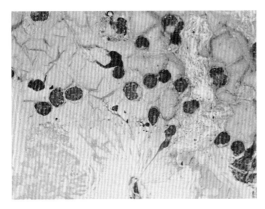

图3-155　淋巴细胞，体积偏小，胞质量少（瑞-吉染色，×1000）

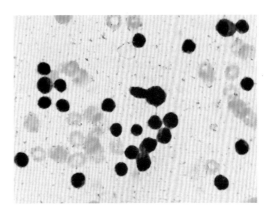

图3-156　淋巴细胞，体积偏小，着色偏深（瑞-吉染色，×1000）

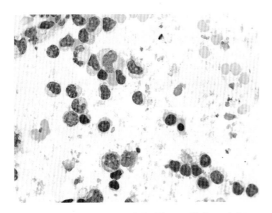

图3-157　淋巴细胞数量明显增多；来源于类风湿关节炎确诊病例（瑞-吉染色，×1000）

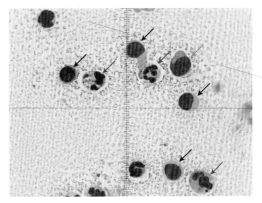

图3-158　淋巴细胞（黑箭所指）；反应性淋巴细胞（蓝箭所指）；类风湿细胞（红箭所指）；来源于类风湿关节炎确诊病例（瑞-吉染色，×1000）

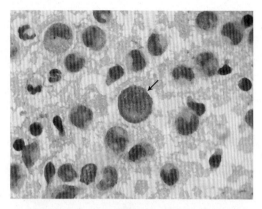

图3-159　反应性淋巴细胞（箭头所指），胞体偏大，胞质嗜碱性增强，呈深蓝色，染色质粗颗粒状；背景可见大量巨噬细胞；来源于滑膜炎确诊病例（瑞-吉染色，×1000）

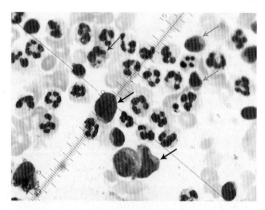

图3-160　反应性淋巴细胞（黑箭所指），胞体偏大，胞质深蓝色，染色质致密；淋巴细胞（蓝箭所指）；类风湿细胞（红箭所指）（瑞-吉染色，×1000）

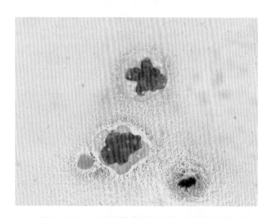

图3-161　反应性淋巴细胞，胞体不规则，胞质内可见小空泡，胞核不规则，染色质呈涂抹状（瑞-吉染色，×1000）

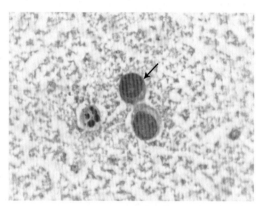

图3-162　反应性淋巴细胞（箭头所指），胞体偏大，胞质嗜碱性增强（瑞-吉染色，×1000）

（三）单核/巨噬细胞

　　关节腔积液中单核/巨噬细胞形态不规则，可单个散在分布或聚集成堆，胞体不规则，胞质丰富，呈淡蓝色或灰蓝色，胞质内可见紫红色细小颗粒，胞核不规则（图3-163～图3-168）。关节腔积液巨噬细胞的出现没有特异性，各种关节疾病均可见；若该类细胞数量明显增高多见于病毒性关节炎、血清病、系统性红斑狼疮及慢性关节炎等。

　　巨噬细胞具有吞噬功能，可吞噬结晶、红细胞、细菌、脂肪滴及均匀体等物质（图3-169～图3-178）。

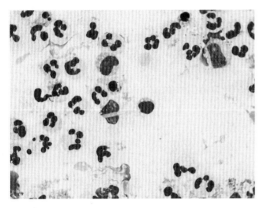

图3-163　巨噬细胞伴中性粒细胞增多
（瑞-吉染色，×1000）

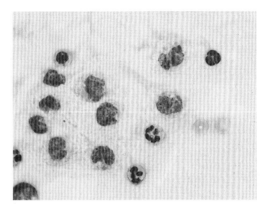

图3-164　巨噬细胞，体积大小不等，胞
体、胞核不规则（瑞-吉染色，×1000）

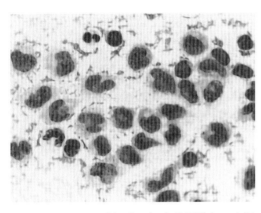

图3-165　巨噬细胞，细胞数量增多；来源
于膝关节炎确诊病例（瑞-吉染色，×1000）

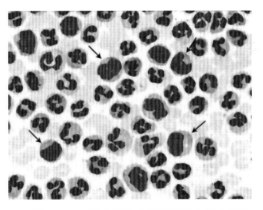

图3-166　巨噬细胞（箭头所指）伴中性粒
细胞增多；来源于膝关节炎确诊病例（瑞-吉
染色，×1000）

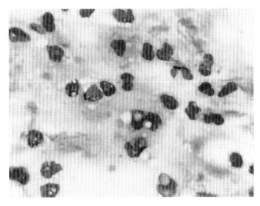

图3-167　巨噬细胞；来源于股骨头坏死患
者的关节腔积液（瑞-吉染色，×1000）

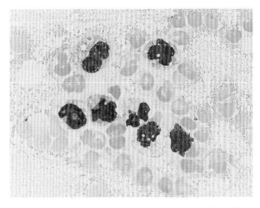

图3-168　巨噬细胞；来源于痛风性关节炎
确诊病例（瑞-吉染色，×1000）

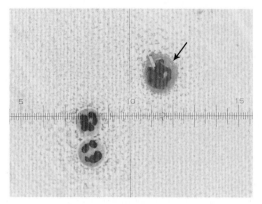

图3-169　巨噬细胞吞噬焦磷酸钙结晶（箭头所指）（瑞-吉染色，×1000）

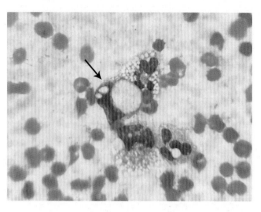

图3-170　巨噬细胞吞噬脂肪（箭头所指），来源于关节裂伤术后患者的关节腔积液（瑞-吉染色，×1000）

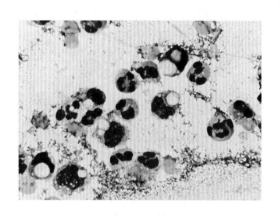

图3-171　巨噬细胞吞噬脂肪形成噬脂细胞，胞质内可见圆形空泡（瑞-吉染色，×1000）

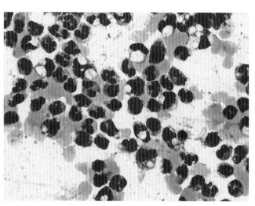

图3-172　巨噬细胞吞噬脂肪形成噬脂细胞（瑞-吉染色，×1000）

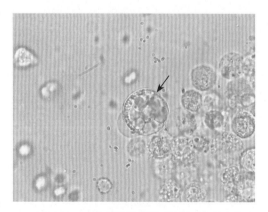

图3-173　巨噬细胞吞噬大量红细胞（箭头所指）（未染色，×1000）

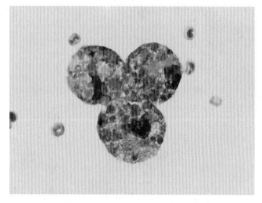

图3-174　巨噬细胞吞噬大量陈旧性红细胞（瑞-吉染色，×1000）

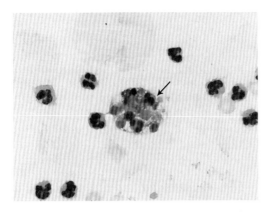

图3-175　巨噬细胞吞噬凋亡中性粒细胞和红细胞（箭头所指）；来源于类风湿关节炎确诊病例（瑞-吉染色，×1000）

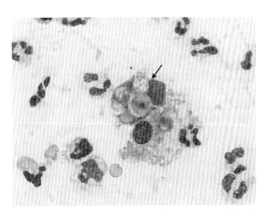

图3-176　巨噬细胞吞噬红细胞（箭头所指）（瑞-吉染色，×1000）

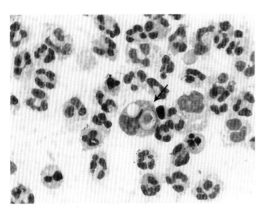

图3-177　巨噬细胞吞噬脂肪及凋亡中性粒细胞（箭头所指）（瑞-吉染色，×1000）

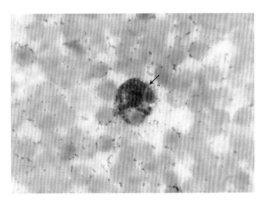

图3-178　巨噬细胞吞噬红细胞（箭头所指），来源于髌骨骨折病例（瑞-吉染色，×1000）

（四）嗜酸性粒细胞与嗜碱性粒细胞

关节腔积液中的嗜酸性粒细胞形态特征与外周血中的相似（图3-179～图3-184），可伴其他种类细胞增多，常见于类风湿关节炎、风湿热、寄生虫感染、莱姆病、关节造影术后及过敏反应等，其中以类风湿关节炎最为多见。嗜碱性粒细胞常与嗜酸性粒细胞同时出现，但数量相对较少。

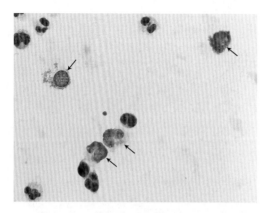

图3-179　嗜酸性粒细胞（箭头所指），胞质内可见橘红色嗜酸性颗粒（瑞-吉染色，×1000）

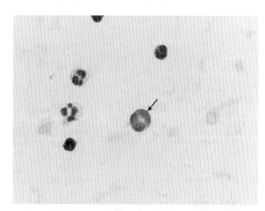

图3-180　嗜酸性粒细胞（箭头所指）；来源于类风湿关节炎确诊病例（瑞-吉染色，×1000）

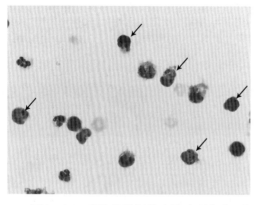

图3-181　嗜酸性粒细胞（箭头所指），分布在涂片头部，细胞未展开，但可见胞质内的嗜酸性颗粒（瑞-吉染色，×1000）

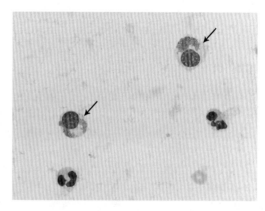

图3-182　嗜酸性粒细胞（箭头所指），单个核，胞质内可见粗大的嗜酸性颗粒（瑞-吉染色，×1000）

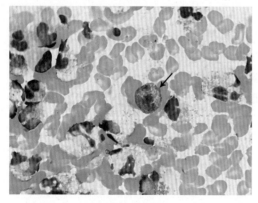

图3-183　嗜酸性粒细胞（箭头所指）；背景可见大量红细胞（瑞-吉染色，×1000）

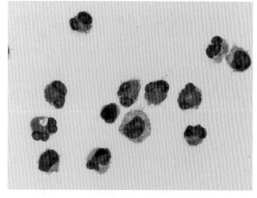

图3-184　嗜酸性粒细胞，数量明显增多（瑞-吉染色，×1000）

三、含铁血黄素细胞

关节腔中的红细胞破坏后释放的含铁血黄素被细胞吞噬形成含铁血黄素细胞，也可能是具有吞噬功能的细胞吞噬红细胞后在细胞内分解形成。未染色时细胞内的含铁血黄素颗粒大小不一，数量不等，呈黄褐色或金黄色（图3-185、图3-186）；若在积液中发现该类细胞，需经铁染色进行确证，铁染色后含铁血黄素颗粒被染成蓝色颗粒（图3-187～图3-189），需要注意的是有的细胞内含铁血黄素颗粒并不明显，但铁染色后整个细胞呈蓝色（图3-190～图3-195）；瑞-吉染色后粗大的含铁血黄素颗粒不易着色，细小的颗粒呈灰蓝色或蓝色。关节腔积液中发现含铁血黄素细胞，提示关节腔内有红细胞破坏或陈旧性出血，多见于感染性关节炎、创伤性关节炎或出血性关节炎等。

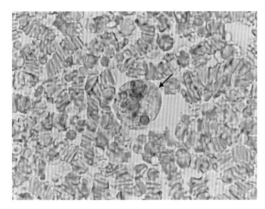

图3-185　含铁血黄素细胞（箭头所指），背景可见大量红细胞（未染色，×1000）

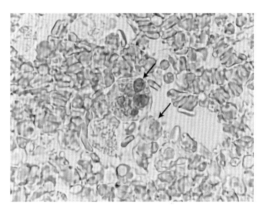

图3-186　含铁血黄素细胞（箭头所指），胞质内的含铁血黄素颗粒粗大，呈金黄色（未染色，×1000）

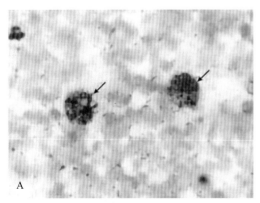

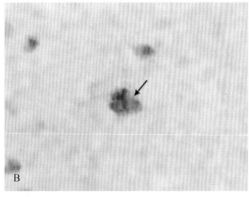

图3-187　含铁血黄素细胞（箭头所指）；来源于髌骨骨折病例（箭头所指，×1000）
A.背景可见大量红细胞（瑞-吉染色）；B.含铁血黄素颗粒呈深蓝色（铁染色）

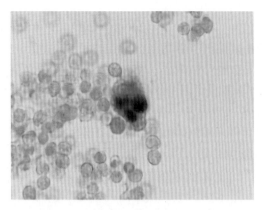

图3-188　含铁血黄素细胞，其内的颗粒粗大，呈深蓝色（铁染色，×1000）

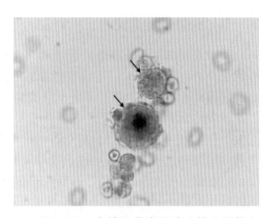

图3-189　含铁血黄素细胞（箭头所指），细胞整体呈蓝色（铁染色，×1000）

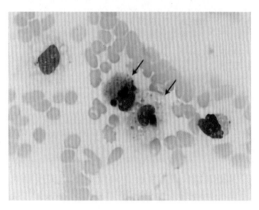

图3-190　含铁血黄素细胞（箭头所指）（瑞-吉染色，×1000）

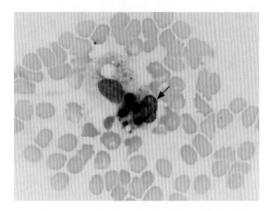

图3-191　含铁血黄素细胞（箭头所指）（瑞-吉染色，×1000）

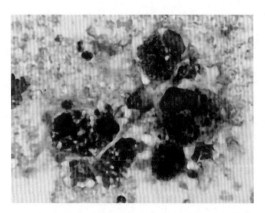

图3-192　含铁血黄素细胞；来源于血性关节腔积液（瑞-吉染色，×1000）

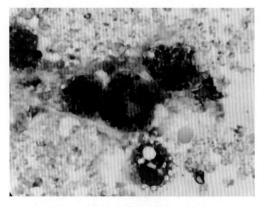

图3-193　含铁血黄素细胞；来源于外伤患者的关节腔积液（瑞-吉染色，×1000）

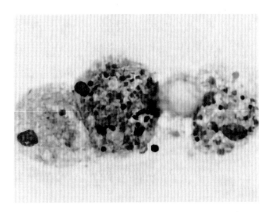 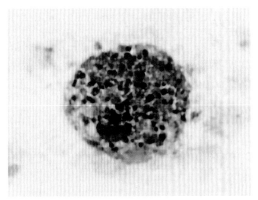

图3-194　含铁血黄素细胞，细胞体积较大（瑞-吉染色，×1000）

图3-195　含铁血黄素细胞，胞质内可见大量灰蓝色颗粒（瑞-吉染色，×1000）

四、肥大细胞

肥大细胞（mast cell）又称组织嗜碱细胞，其内含有肝素、组胺、5-羟色胺，当细胞崩解释放出颗粒，可在组织内引起速发型过敏反应（炎症）。该类细胞胞体直径12～20μm，形态不规则，呈蝌蚪形、梭形、圆形、椭圆形或多角形等；胞核较小，被深蓝色的颗粒遮盖，核染色质模糊；胞质较丰富，充满粗大、排列紧密、大小一致的深蓝紫色的嗜碱性颗粒，胞质的边缘常可见突出的颗粒；有的组织嗜碱细胞胞质中的颗粒排列非常致密而且覆盖在核上，使细胞核染色质难以辨认（图3-196、图3-197）。关节腔积液偶见肥大细胞，常伴其他细胞同时出现。

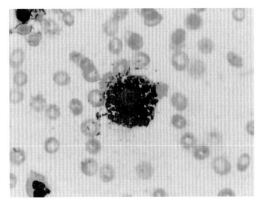 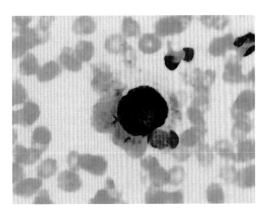

图3-196　肥大细胞，胞质内可见大量粗大颗粒（瑞-吉染色，×1000）

图3-197　肥大细胞，胞质内充满深蓝色的颗粒，胞核被遮盖（瑞-吉染色，×1000）

五、浆细胞

正常情况下，关节腔积液中无浆细胞；但在某些疾病状态下，如类风湿关节炎、感染性关节炎及系统性红斑狼疮等，浆细胞可反应性增多，其形态特征与外周血或骨髓中的形态相似（图3-198、图3-199）。

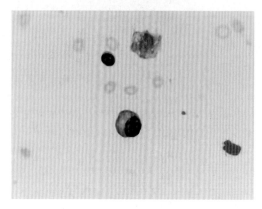 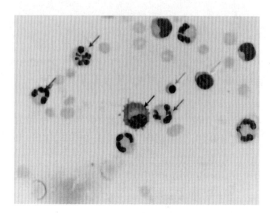

图3-198　浆细胞，胞质灰蓝色，可见核周淡染区，胞核明显偏位（瑞-吉染色，×1000）

图3-199　浆细胞（黑箭所指）；中性粒细胞（红箭所指）；凋亡细胞（蓝箭所指）；淋巴细胞（绿箭所指）；巨噬细胞（黄箭所指）（瑞-吉染色，×1000）

六、滑膜细胞

1.滑膜细胞　滑膜细胞可分泌多种物质如免疫球蛋白、补体和炎症介质等，也可合成一些润滑物质，如透明质酸等，以润滑关节，减少摩擦，在关节腔积液中发挥重要作用。某些疾病情况下，如类风湿关节炎，滑膜细胞可能会异常增生，分泌过多的炎症介质，导致关节炎症和积液产生。

电镜下的滑膜细胞主要分为A型细胞和B型细胞两种类型，其中A型细胞由单核细胞衍生而来，具有大量的细胞器，如溶酶体、光壁空泡和微吞饮小泡等，与巨噬细胞相似，具有明显的吞噬功能，在关节免疫防御与免疫病理中起重要作用。B型细胞的来源尚不清楚，有研究认为其来源于滑膜内层或滑膜下层结缔组织的干细胞，形态类似成纤维细胞，具有合成功能。

瑞-吉染色后的滑膜细胞与浆膜腔积液的间皮细胞形态相似，胞体呈椭圆形，胞质丰富，着淡蓝色或深蓝色，偶见伪足样突起，胞核圆形，染色质颗粒状，可见小核仁（图3-200～图3-222）。

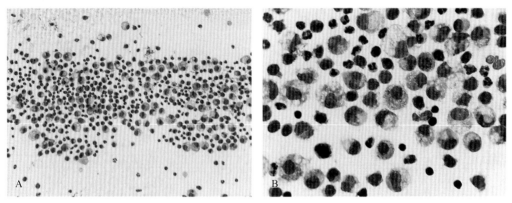

图3-200　滑膜细胞，来源于髋关节滑膜炎确诊病例（瑞-吉染色）

A.滑膜细胞伴巨噬细胞增多（×100）；B.部分滑膜细胞退化，胞质可见小空泡（×1000）

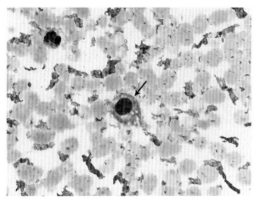

图3-201　滑膜细胞（箭头所指），背景可见大量红细胞；来源于血性关节腔积液（瑞-吉染色，×1000）

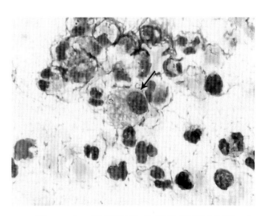

图3-202　滑膜细胞（箭头所指）（瑞-吉染色，×1000）

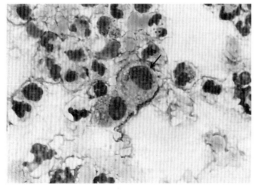

图3-203　滑膜细胞（箭头所指）；来源于细菌性关节炎确诊病例（瑞-吉染色，×1000）

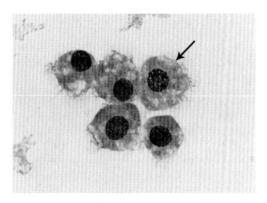

图3-204　滑膜细胞（箭头所指），数量较多；来源于髋关节滑膜炎确诊病例（瑞-吉染色，×1000）

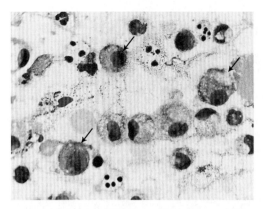

图3-205　滑膜细胞（箭头所指），胞质灰蓝色，胞核圆形，染色质颗粒状，可见核仁（瑞-吉染色，×1000）

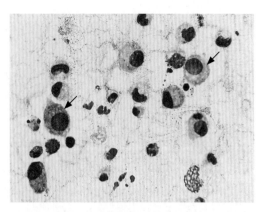

图3-206　滑膜细胞（箭头所指）（瑞-吉染色，×1000）

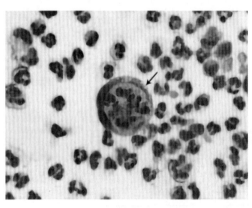

图3-207　滑膜细胞吞噬大量中性粒细胞（箭头所指），胞质深蓝色，胞核被推挤到一侧；来源于细菌性关节炎确诊病例（瑞-吉染色，×1000）

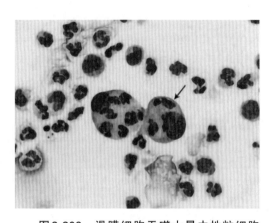

图3-208　滑膜细胞吞噬大量中性粒细胞（箭头所指）；来源于细菌性关节炎确诊病例（瑞-吉染色，×1000）

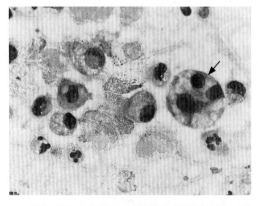

图3-209　多核滑膜细胞（箭头所指）；背景可见大量中性粒细胞（瑞-吉染色，×1000）

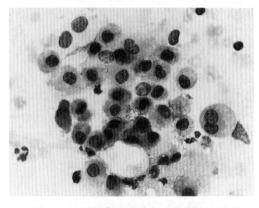

图3-210　滑膜细胞增多；来源于膝关节滑膜炎确诊病例（瑞-吉染色，×1000）

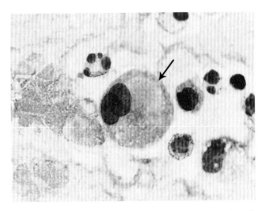

图3-211 双核滑膜细胞（箭头所指），胞质丰富，胞核圆形（瑞-吉染色，×1000）

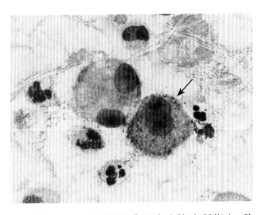

图3-212 双核滑膜细胞（箭头所指），胞质灰蓝色，胞核圆形，染色质颗粒状，核仁明显（瑞-吉染色，×1000）

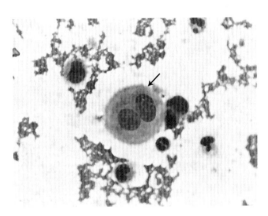

图3-213 双核滑膜细胞（箭头所指），体积偏大，胞质丰富，染色质颗粒状，可见小核仁（瑞-吉染色，×1000）

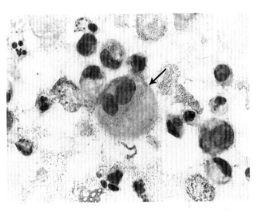

图3-214 双核滑膜细胞（箭头所指）；来源于髋关节滑膜炎确诊病例（瑞-吉染色，×1000）

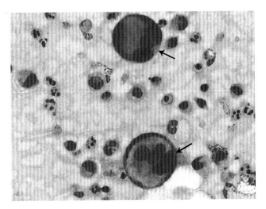

图3-215 多核滑膜细胞（箭头所指），胞体巨大，多个核，胞核椭圆形，大小基本一致（瑞-吉染色，×1000）

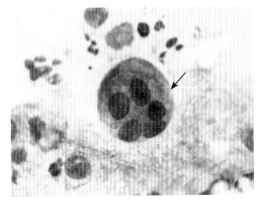

图3-216 多核滑膜细胞（箭头所指），胞体大，胞质灰蓝色，胞核多个、圆形，大小基本一致（瑞-吉染色，×1000）

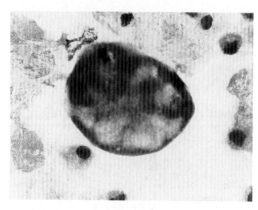

图3-217　多核滑膜细胞，胞体巨大，多核，该类细胞需要与肿瘤细胞进行区别（瑞-吉染色，×1000）

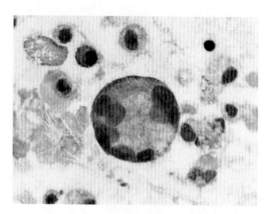

图3-218　多核滑膜细胞，体积巨大，胞核数十个，大小基本一致（瑞-吉染色，×1000）

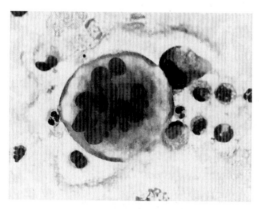

图3-219　多核滑膜细胞，胞体巨大，胞核大小不等（瑞-吉染色，×1000）

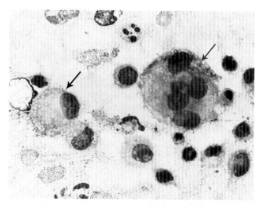

图3-220　多核滑膜细胞（红箭所指）；滑膜细胞（黑箭所指）（瑞-吉染色，×1000）

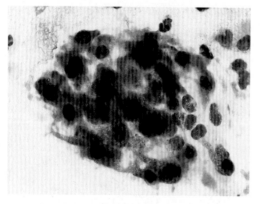

图3-221　成堆滑膜细胞；来源于股骨头坏死的关节腔积液（瑞-吉染色，×1000）

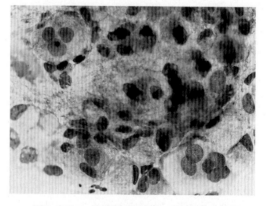

图3-222　成堆滑膜细胞；来源于膝关节滑膜炎确诊病例（瑞-吉染色，×1000）

2.退变滑膜细胞 在一些陈旧的关节腔积液或久置的标本中，滑膜细胞可发生退化变性，该类细胞体积轻度增大，胞质可见小的脂质空泡或呈泡沫样改变，染色质疏松呈网状（图3-223～图3-228）。

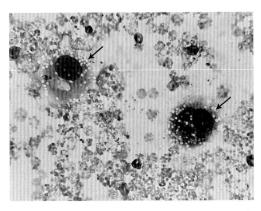

图3-223 退变滑膜细胞（箭头所指），胞质内可见大量脂质空泡；背景可见大量陈旧性红细胞（瑞-吉染色，×1000）

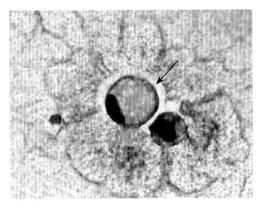

图3-224 退变滑膜细胞（箭头所指），胞核被推挤到一侧（瑞-吉染色，×1000）

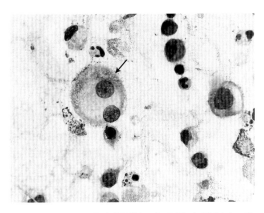

图3-225 退变滑膜细胞（箭头所指），胞体肿胀，胞质呈泡沫样（瑞-吉染色，×1000）

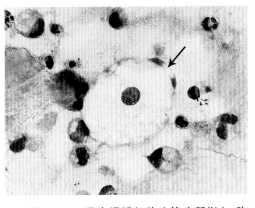

图3-226 退变滑膜细胞（箭头所指），胞体肿胀，胞质着色较浅（瑞-吉染色，×1000）

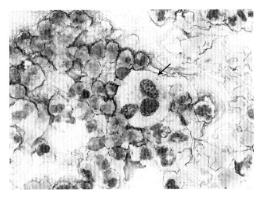

图3-227 退变滑膜细胞（箭头所指）；来源于化脓性关节腔积液（瑞-吉染色，×1000）

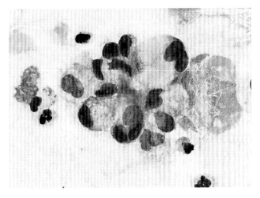

图3-228 退变滑膜细胞，成团分布，细胞边界不清（瑞-吉染色，×1000）

3.滑膜细胞核异质改变　核异质改变的滑膜细胞，细胞体积可有不同程度增大，胞质嗜碱性增强、着色偏深，有的细胞可能出现胞质量少，核质比增高，胞核体积增大，染色质变得细致、厚重，核仁可有不同程度增大（图3-229～图3-232）。

需要注意的是有些核异质改变的滑膜细胞与肿瘤细胞不易区分，需结合其他检查综合分析，也可定期监测，观察细胞变化。该类细胞增多主要见于滑膜炎症，常伴中性粒细胞增多，其他关节疾病可有少量增多。

4.滑膜细胞非典型增生　在一些炎症、肿瘤患者的关节腔积液中，可以发现滑膜细胞非典型增生，该类细胞数量明显增多，体积可有不同程度增大，细胞常成团分布，细胞边界不清，胞核大小基本一致，染色质颗粒状，可见核仁（图3-233～图3-240）。

非典型增生的滑膜细胞常见于各种关节炎症，有的细胞与肿瘤细胞不易鉴别，可结合其他检查综合分析。

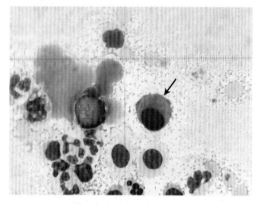

图3-229　核异质滑膜细胞（箭头所指），胞体增大，胞质嗜碱性增强（瑞-吉染色，×1000）

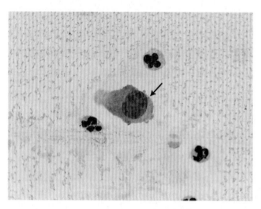

图3-230　核异质滑膜细胞（箭头所指），胞体增大，胞质灰蓝色，染色质致密（瑞-吉染色，×1000）

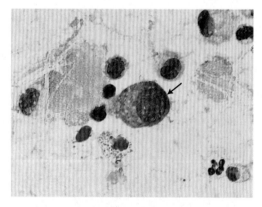

图3-231　核异质滑膜细胞（箭头所指），体积明显增大，但核质比不变（瑞-吉染色，×1000）

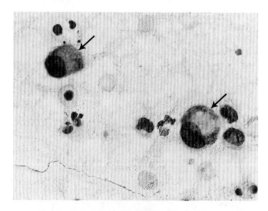

图3-232　核异质滑膜细胞（箭头所指），胞质嗜碱性增强（瑞-吉染色，×1000）

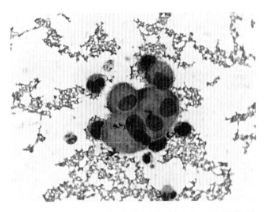

图3-233 非典型增生滑膜细胞，细胞边界不清（瑞-吉染色，×1000）

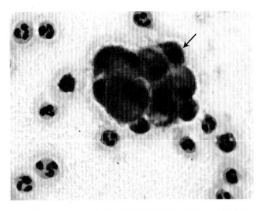

图3-234 非典型增生滑膜细胞（箭头所指），细胞成团分布，胞质丰富，胞质灰蓝色，胞核大小基本一致；背景可见大量中性粒细胞（瑞-吉染色，×1000）

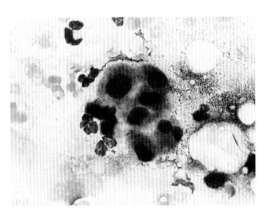

图3-235 非典型增生滑膜细胞，细胞成团分布（瑞-吉染色，×1000）

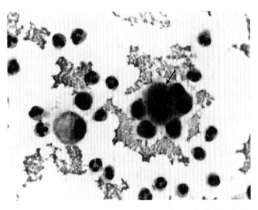

图3-236 非典型增生滑膜细胞（箭头所指），细胞成团分布（瑞-吉染色，×1000）

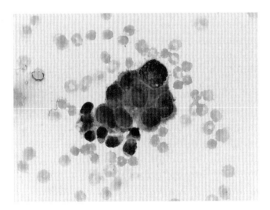

图3-237 非典型增生滑膜细胞，细胞成团分布；来源于髋关节滑膜炎确诊病例（瑞-吉染色，×1000）

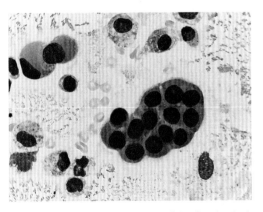

图3-238 非典型增生滑膜细胞，细胞边界不清，但胞核大小基本一致（瑞-吉染色，×1000）

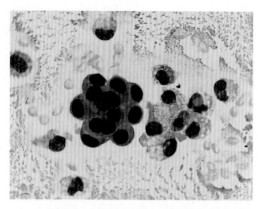
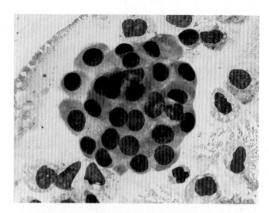

图3-239　非典型增生滑膜细胞，成团分布；背景可见退变滑膜细胞（瑞-吉染色，×1000）

图3-240　非典型增生滑膜细胞，细胞成团分布，胞核圆形，大小基本一致，染色质呈颗粒状；来源于关节滑膜炎确诊病例（瑞-吉染色，×1000）

七、脂肪颗粒细胞与泡沫细胞

脂肪颗粒细胞是滑膜细胞发生脂肪颗粒变性或吞噬大量脂类物质形成的一类细胞，该类细胞体积大小不等，部分细胞体积巨大，未染色时胞质内可见大量折光性强的脂肪颗粒（图3-241、图3-242）。脂肪颗粒细胞在瑞-吉染色后，胞质内的脂类物质溶解，形成泡沫细胞（图3-243、图3-244）。

脂肪颗粒细胞多见于滑膜炎或滑膜囊肿。滑膜囊肿是指附着于关节囊、腱鞘或滑膜囊的良性、局限性囊性肿块，多见于慢性损伤，如关节的长期负重或过度劳累，滑膜受刺激产生炎症，造成分泌液失调形成的肿块；也可继发于其他关节疾病（如类风湿关节炎、骨关节病、色素沉着绒毛结节性滑膜炎或滑膜软骨瘤病）。关节内的炎症和肿瘤都会加剧关节滑膜腔的负担，也可引发滑膜囊肿。局部产生肿块是滑膜囊肿最典型的症状，肿块一般是无色的、透明的或者轻微发红，可伴有局部疼痛，摸起来比较柔软。

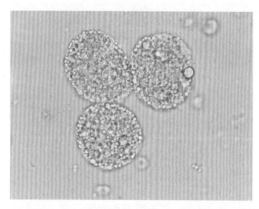
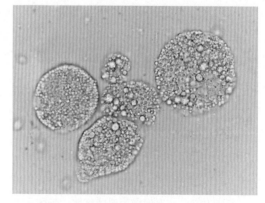

图3-241　脂肪颗粒细胞，胞体增大，胞质内可见大量脂肪颗粒；来源于腕关节滑膜囊肿确诊病例（未染色，×1000）

图3-242　脂肪颗粒细胞，细胞体积大，胞质内可见大量脂肪颗粒（未染色，×1000）

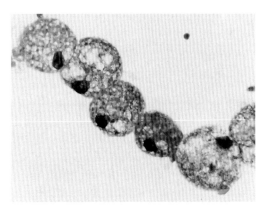

图3-243 泡沫细胞，脂肪颗粒溶解，胞质泡沫样（瑞-吉染色，×1000）

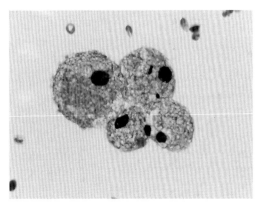

图3-244 泡沫细胞，胞质泡沫样；来源于腕关节滑膜囊肿确诊病例（瑞-吉染色，×1000）

八、软骨细胞

关节软骨属于透明软骨，表面光滑，由致密结缔组织的胶原纤维构成的基本框架，呈半环形，类似拱形球门，其底端紧紧附着在下面的骨质上，上端朝向关节面，使得关节软骨紧密地与骨结合，若受到压力，还可轻微变形，起到缓冲作用。在胶原纤维之间，散在分布着软骨细胞。软骨周围的软骨细胞呈扁平样或扁圆形，软骨内的细胞呈椭圆形或圆形（图3-245～图3-250），这些软骨细胞维持关节软骨的正常代谢。软骨细胞可分泌软骨基质和胶原蛋白等物质，维持关节软骨的正常结构和功能。

在关节液中，软骨细胞在炎症或机械损伤等情况下，形态可能会发生变化，如细胞体积缩小、形状不规则、细胞间连接松散等。关节炎等病理情况时，关节腔积液中的软骨细胞可能会发生凋亡或坏死；骨关节炎时，关节腔积液中的软骨细胞数量可能会减少或消失，导致关节软骨退化和磨损；多核软骨细胞见于骨关节炎、创伤性关节损伤、软骨下骨折及其他炎症性关节炎等。

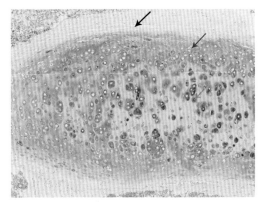

图3-245 软骨细胞（蓝箭所指），软骨膜（黑箭所指），靠近软骨膜的软骨细胞（红箭所指）（HE染色，×4）

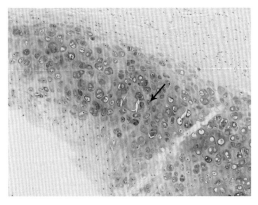

图3-246 软骨细胞（箭头所指），可见深染的细胞核（HE染色，×10）

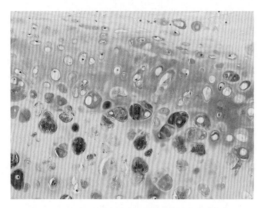

图3-247　软骨周围的软骨细胞多呈扁圆形（HE染色，×20）

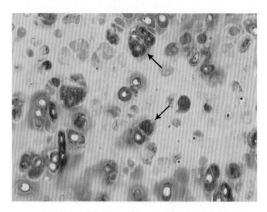

图3-248　软骨细胞，同源细胞群（HE染色，×20）

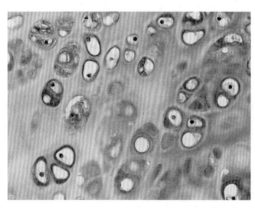

图3-249　软骨细胞，软骨内的细胞多呈圆形或椭圆形（HE染色，×40）

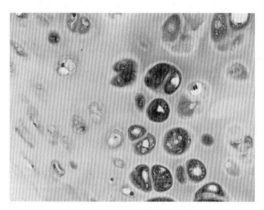

图3-250　软骨细胞，软骨周围的软骨细胞多呈扁圆形（HE染色，×40）

九、破骨细胞

破骨细胞（osteoclast）由多核巨细胞（multi nuclear giant cell，MNGC）组成，体积巨大，直径可达50μm以上，胞核数常较多，数个至数十个不等。破骨细胞主要分布在骨质表面、骨内血管通道周围，具有骨质吸收功能，与成骨细胞（osteoblast）在功能上相对应；此外，破骨细胞有造血调控作用、骨形成调控作用及骨内血管生成调控作用。破骨细胞功能异常会造成骨质吸收的异常，若其功能亢进，会引起骨退行性病变如骨质疏松症、癌症的骨转移、关节炎等；若其功能障碍或衰退，会造成骨硬化症、致密性成骨不全、Paget病及大块骨溶解病等。

关节腔积液中的破骨细胞在形态上呈多核巨细胞样，细胞胞核的大小和数目差异较大，胞质颗粒感，染色质呈颗粒状（图3-251～图3-254）。破骨细胞与多核滑膜细胞不易区分，滑膜细胞胞质嗜碱性强，着色灰蓝色或深蓝色，胞核相对破骨细胞更大一些，染色质更致密。关节腔积液发现破骨细胞，多见于严重的骨损伤、关节炎或骨侵蚀性关节疾病等。

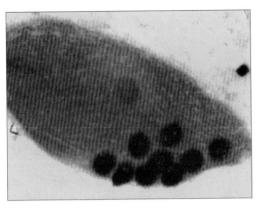

图3-251　破骨细胞，胞体巨大，多个核（瑞-吉染色，×1000）

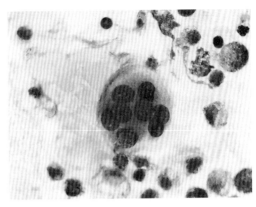

图3-252　破骨细胞，胞体大，多个核，胞核大小基本一致，染色质颗粒状（瑞-吉染色，×1000）

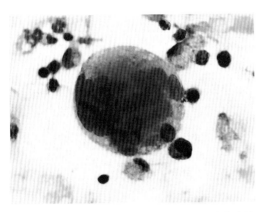

图3-253　破骨细胞，胞核分布在细胞边缘（瑞-吉染色，×1000）

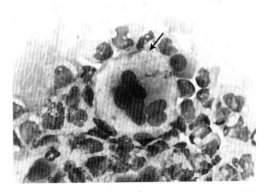

图3-254　破骨细胞（箭头所指），细胞退化，胞质着色偏红，染色质疏松（瑞-吉染色，×1000）

十、赖特细胞

赖特细胞（Reiter cells）是单核/巨噬细胞吞噬了退化变性或凋亡的中性粒细胞形成的一类细胞，该类细胞在防止中性粒细胞自溶方面发挥重要作用，从而防止局部组织损伤。瑞-吉染色后的赖特细胞胞体大小不等，单核/巨噬细胞吞噬一个或多个退化变性或凋亡的中性粒细胞（图3-255～图3-270）。

关节腔积液中出现赖特细胞多见于赖特综合征（Reiter syndrome），也可见于其他关节炎，不具有特异性。赖特综合征是以关节炎、尿道炎和结膜炎三联征为临床特征的一种特殊临床类型的反应性关节炎，常表现为急性关节炎伴有独特的关节外皮肤黏膜症状。患者大多急性发病，关节炎呈多发性、不对称性、轻重不等，以下肢居多，最常见的是膝、踝、跖趾关节，指、趾小关节也可累及，呈红、肿、热、痛。受累关节附近的肌肉会出现萎缩，关节炎持续1～3个月自行消退，多有复发。反复发作和严重的关节炎，可出现关节变形。尿道炎表现为尿频、尿痛、排尿困难、尿道分泌黏液和脓性分泌物，男性常并发前列腺炎、前列腺脓肿、膀胱炎等，女性可有阴道炎、宫颈炎、输卵管炎等。

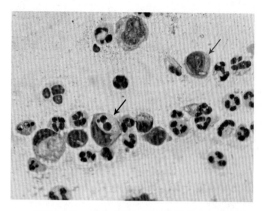

图3-255 赖特细胞（黑箭所指），巨噬细胞吞噬凋亡的中性粒细胞；巨噬细胞吞噬焦磷酸钙结晶（红箭所指）（瑞-吉染色，×1000）

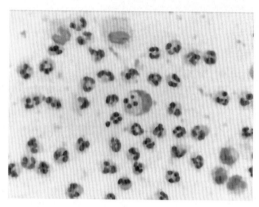

图3-256 赖特细胞，体积偏大，吞噬凋亡中性粒细胞（瑞-吉染色，×1000）

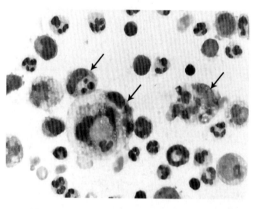

图3-257 赖特细胞（箭头所指），数量较多，体积大小不等，巨噬细胞吞噬退化中性粒细胞（瑞-吉染色，×1000）

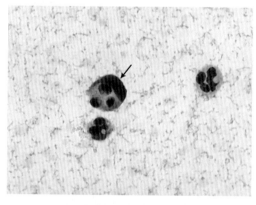

图3-258 赖特细胞（箭头所指）；来源于赖特综合征确诊病例（瑞-吉染色，×1000）

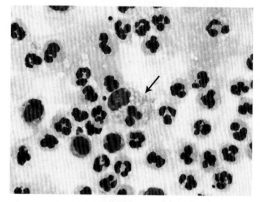

图3-259 赖特细胞（箭头所指），伴大量中性粒细胞（瑞-吉染色，×1000）

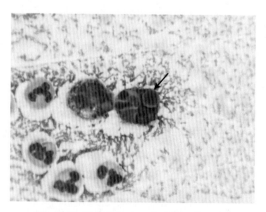

图3-260 赖特细胞（箭头所指），胞质内可见吞噬的中性粒细胞（瑞-吉染色，×1000）

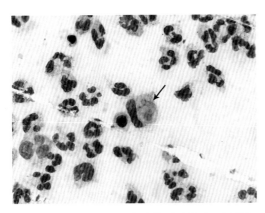

图3-261　赖特细胞（箭头所指），巨噬细胞吞噬两个中性粒细胞（瑞-吉染色，×1000）

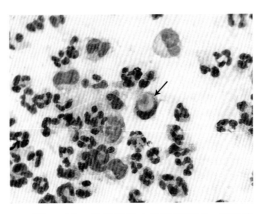

图3-262　赖特细胞（箭头所指），吞噬的中性粒细胞逐渐溶解（瑞-吉染色，×1000）

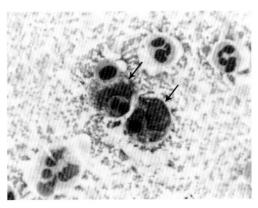

图3-263　赖特细胞（箭头所指），体积较大（瑞-吉染色，×1000）

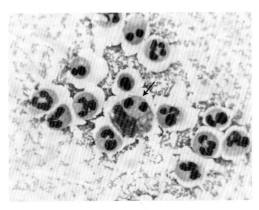

图3-264　赖特细胞（箭头所指）；来源于赖特综合征确诊病例，背景可见凋亡中性粒细胞（瑞-吉染色，×1000）

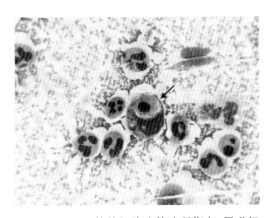

图3-265　赖特细胞（箭头所指），巨噬细胞吞噬凋亡中性粒细胞；来源于风湿性关节炎确诊病例（瑞-吉染色，×1000）

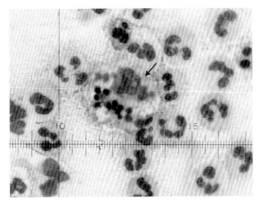

图3-266　赖特细胞（箭头所指），胞体巨大，吞噬多个中性粒细胞（瑞-吉染色，×1000）

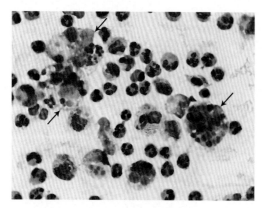

图3-267 赖特细胞（箭头所指），数目较多，胞体巨大（瑞-吉染色，×1000）

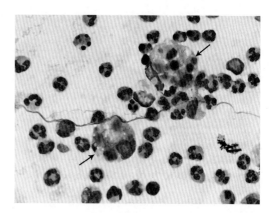

图3-268 赖特细胞（箭头所指），体积巨大，吞噬的中性粒细胞结构不完整（瑞-吉染色，×1000）

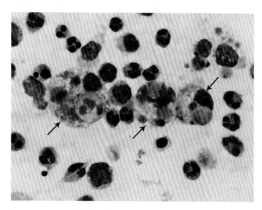

图3-269 赖特细胞（箭头所指）；背景可见少量吞噬尿酸钠结晶的中性粒细胞，来源于痛风性关节炎确诊病例（瑞-吉染色，×1000）

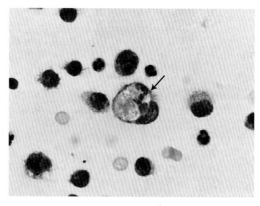

图3-270 赖特细胞（箭头所指）；来源于痛风性关节炎确诊病例（瑞-吉染色，×1000）

十一、类风湿细胞

类风湿细胞又称包涵体细胞，是中性粒细胞吞噬了由免疫复合物、补体、类风湿因子、纤维蛋白等形成的包涵体，瑞-吉染色胞质内可见大小不等的紫红色颗粒（图3-271～图3-278）。该类细胞主要见于类风湿关节炎，多提示预后不良，也可见于其他炎症性关节炎。

类风湿关节炎（rheumatoid arthritis，RA）又称类风湿，是一种病因尚未明了的慢性全身性炎症性疾病。目前公认类风湿关节炎是一种自身免疫病，可能与内分泌、代谢、营养、地理、职业、心理和社会环境的差异、细菌和病毒感染及遗传因素等有关，以慢性、对称性、多滑膜关节炎和关节外病变为主要临床表现，属于自身免疫炎性疾病。该病好发于手、腕、足等小关节，反复发作，呈对称分布。早期有关节红、肿、热、痛和功能障碍，晚期关节可出现不同程度的僵硬、畸形，并伴有骨和骨骼肌的萎缩，如不进行正规治疗，极易致残。

　　类风湿关节炎可有以下症状：①关节僵硬：类风湿关节炎发病时会出现关节僵硬，晨起后比较明显；此外，在长时间维持一个动作后，也会出现关节僵硬。②关节痛：早期时会出现关节痛，以腕关节、掌指关节多见，也可发生在足趾关节、膝关节和髋关节。类风湿关节炎引起的关节痛突出的特点是持续性、对称性疼痛，常有压痛。③关节肿胀：主要是由慢性滑膜炎引起，常见的肿胀部位是腕关节、掌指关节和膝关节，也表现出对称性。④关节畸形：很多类风湿关节炎患者都会出现关节畸形，常见手指关节半脱位方面的畸形，比如尺侧偏位或"天鹅颈"样畸形等。⑤关节功能障碍：患者关节功能障碍的程度与关节肿胀、疼痛或畸形的程度有关。

　　类风湿关节炎实验室诊断主要以血清免疫学为主，包括类风湿因子、抗核抗体、抗核周因子抗体、抗角蛋白抗体、抗环瓜氨酸肽抗体等；此外，关节腔积液细胞学检验对于类风湿关节炎有诊断价值。

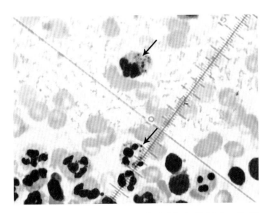

图3-271　类风湿细胞（箭头所指），胞质内可见紫红色的颗粒（瑞-吉染色，×1000）

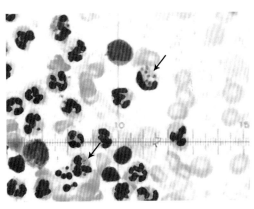

图3-272　类风湿细胞（箭头所指），胞质内的颗粒粗大（瑞-吉染色，×1000）

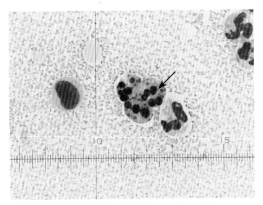

图3-273　类风湿细胞（箭头所指），聚集成堆；来源于类风湿关节炎确诊病例（瑞-吉染色，×1000）

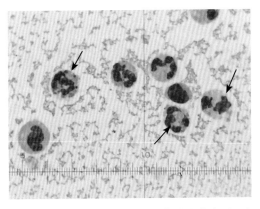

图3-274　类风湿细胞（箭头所指），细胞数量较多，胞质内的颗粒大小不等（瑞-吉染色，×1000）

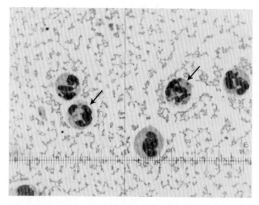

图3-275　类风湿细胞（箭头所指），胞质内可见粗大颗粒；背景可见大量软骨素颗粒（瑞-吉染色，×1000）

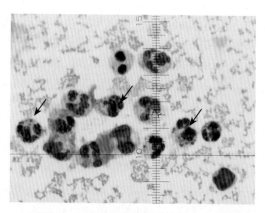

图3-276　类风湿细胞（箭头所指），其内可见粗大的颗粒物（瑞-吉染色，×1000）

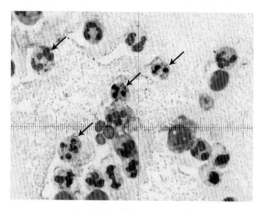

图3-277　类风湿细胞（箭头所指），数量较多；来源于类风湿关节炎确诊病例（瑞-吉染色，×1000）

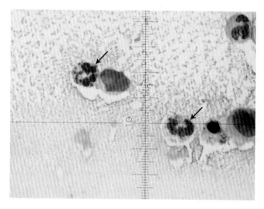

图3-278　类风湿细胞（箭头所指），胞质内的颗粒较粗大；来源于类风湿关节炎确诊病例（瑞-吉染色，×1000）

十二、狼疮细胞

狼疮细胞（LE细胞）是由于患者血清或体液中存在抗核蛋白抗体作用于已受损的细胞核，使核蛋白发生变化，形成圆形无结构的均匀体，该均匀体被中性粒细胞吞噬而形成。瑞-染色后的LE细胞，胞质内可见一个或多个较大的无结构的紫红色均匀体，并将胞核挤到一边（图3-279～图3-284）。若均匀体未被吞噬，而被许多中性粒细胞包围，则可形成所谓的"玫瑰花结"。有时LE细胞与塔特细胞形态相似，可根据吞噬物进行区别。

系统性红斑狼疮（systemic lupus erythematosus，SLE）是一种累及多系统、多器官并有多种自身抗体出现的自身免疫性疾病。由于体内有大量致病性自身抗体和免疫复合物而造成组织损伤，可累及多个系统和脏器，如皮肤、关节、浆膜、心脏、肾脏、中枢神经系统及血液系统等。最常见的早期临床表现多为非特异性的全身症状。有

80%～100%的系统性红斑狼疮患者早期出现乏力，可发生于皮损、关节肿痛等症状之前。

　　SLE引起的非侵蚀性关节炎，侵犯2个或2个以上的周围关节，特征为关节的肿、痛或有渗液。有关节痛者占90%以上，常为先发症状，且常与皮损、发热和其他内脏损害同时发生，典型的特征为发作性对称性关节痛、肿胀，常累及手指的远端小关节、指间关节、掌指关节、腕关节和膝关节，也可累及其他关节。与类风湿关节炎相比，SLE的关节表现多为游走性关节肿痛，关节炎发作仅持续数天，可自行消退，疼痛、肿胀、晨僵等症状及体征较类风湿关节炎轻。间隔数天或数月后又可再度复发，发作消退后，不伴有骨质侵蚀、软骨破坏及关节畸形。

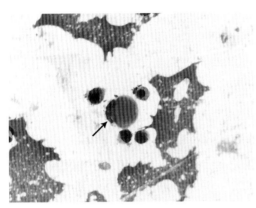

图3-279　狼疮细胞（箭头所指），胞质内的均匀体呈粉红色（瑞-吉染色，×1000）

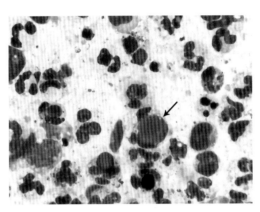

图3-280　狼疮细胞（箭头所指），中性粒细胞吞噬嗜酸性均匀体（瑞-吉染色，×1000）

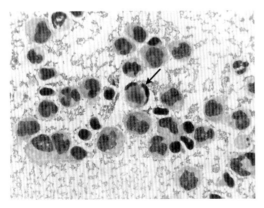

图3-281　狼疮细胞（箭头所指），背景可见大量单核细胞；来源于系统性红斑狼疮确诊病例（瑞-吉染色，×1000）

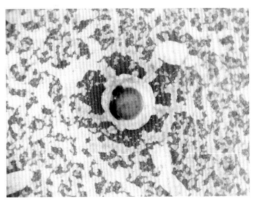

图3-282　狼疮细胞，背景可见大量软骨素颗粒（瑞-吉染色，×1000）

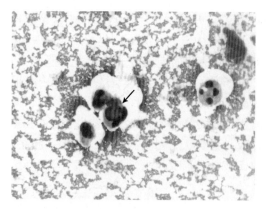

图3-283　狼疮细胞（箭头所指），体积偏小（瑞-吉染色，×1000）

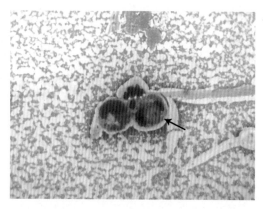

图3-284　狼疮细胞（箭头所指）（瑞-吉染色，×1000）

十三、塔特细胞

塔特细胞（Tart cells）是吞噬了细胞核或核碎片的中性粒细胞（图3-285、图3-286），这些被吞噬的物质通常染色较深，塔特细胞与大型LE细胞非常相似，但前者吞噬的核呈蓝紫色，而LE细胞吞噬的均匀体呈厚重的粉红色。

关节腔积液中出现塔特细胞通常与炎症性关节疾病相关，尤其是在类风湿关节炎（RA）中，其存在是自身免疫反应活跃的标志之一。这些细胞是由中性粒细胞吞噬细胞核或核碎片形成的，形成机制通常与自身免疫过程中形成的免疫复合物有关。

在类风湿关节炎的病理过程中，自身免疫反应导致大量免疫复合物在关节腔内沉积，引发炎症反应。中性粒细胞作为炎症反应的重要参与者，会被吸引到炎症部位，并通过吞噬免疫复合物和细胞碎片来清除这些炎症介质。在这一过程中，一部分中性粒细胞吞噬核碎片，形成塔特细胞。在RA和其他炎症性关节疾病诊断过程中，塔特细胞可以作为辅助诊断标准之一，帮助临床医师评估疾病的活动性和严重程度。

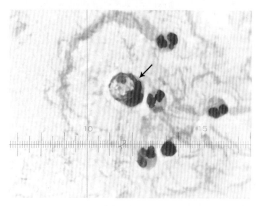

图3-285　塔特细胞（箭头所指），中性粒细胞吞噬细胞核（瑞-吉染色，×1000）

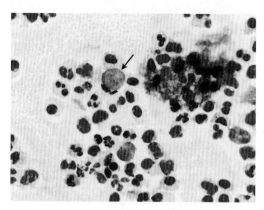

图3-286　塔特细胞（箭头所指），中性粒细胞吞噬核碎片，需要与狼疮细胞区别，后者吞噬的物质呈均质状（瑞-吉染色，×1000）

第三节　关节腔积液肿瘤细胞形态特征及临床意义

一、关节腔原发肿瘤

（一）滑膜软骨瘤

滑膜软骨瘤是一种较为少见的滑膜组织良性增殖性病变，该病主要变化是关节内滑膜面形成软骨性或骨软骨性小体，偶见于滑囊或腱鞘内，故又称为滑膜软骨瘤或关节软骨瘤病。滑膜软骨瘤可分为原发性和继发性，前者即为典型病例，后者是指继发于其他关节病（包括骨性关节病、骨坏死、剥脱性骨软骨炎、创伤、神经性骨关节病及类风湿关节炎等）。

滑膜软骨瘤是一种原因未明的关节滑膜内软骨化生所致的一种肿瘤样病变，好发年龄为30～50岁，男性较女性多见，儿童很少见。临床症状可有关节轻度疼痛、肿胀和运动受限，但有些患者可无症状，为偶然发现病变。可累及任何关节，单个大关节受累多见，特别是膝关节、髋关节、肘关节和肩关节，髋关节受累可表现为盆腔内肿块。关节滑膜增厚、充血，表面布满长短不等的绒毛及大小不一的结节。结节以细蒂与滑膜相连，或脱落成为关节内游离体。结节和游离体多呈圆形或卵圆形，小如粟粒或直径达数厘米，数目可从几个至几百个，常见有钙化或骨化。镜下见滑膜结节与游离体均由成熟的透明软骨构成，中央可见钙化或骨化，周围被厚层纤维组织包裹。

滑膜软骨瘤的治疗应根据不同情况而采取不同的治疗方案，无临床症状的患者或早期患者可不做特殊处理；Mil-gram分期为Ⅰ期及Ⅱ期的患者需在行软骨小体及游离体取出的同时行滑膜切除；Ⅲ期的患者术中仅行游离体取出即可达到较好治疗效果。近年来，随着关节镜技术的发展，凭借关节镜下视野良好、手术创伤小、术后恢复时间短等优势，已经成为治疗关节内滑膜软骨瘤的首选。滑膜软骨瘤的术后复发率与术中滑膜清除是否彻底密切相关。有文献报道，该病术后复发率为3%～60%，且有恶变为滑膜软骨肉瘤的可能，因此术后应密切跟踪复查。

（二）关节内血管瘤

滑膜血管瘤是一种发生在关节、滑膜囊和腱鞘滑膜的良性血管病变，分为局限型和弥散型。局限型滑膜血管瘤关节镜下完全切除，预后良好；弥漫型滑膜血管瘤可累及整个滑膜，需要手术广泛切除，因侵犯周围组织，难以根治，可反复出现关节出血，故有时还需辅以放疗，所以应早期及时诊治，避免关节软骨损伤。

关节滑膜血管瘤的发病率比较低，以膝关节最多，其次是肘关节、手指或其他罕见部位，关节滑膜血管瘤可以是关节内、关节周围或混合发生。膝关节滑膜血管瘤多表现为不明原因的关节肿痛、包块，可伴关节活动受限和跛行，少数患者仅有关节疼痛。亦有部分弥散型滑膜血管瘤患者关节肿胀、积血，局部皮温明显升高，浅表静脉曲张，关节功能受限明显。腱鞘部位的滑膜血管瘤好发于前臂、手掌和踝部，可能与这些部位的运动过多有关。

关节滑膜血管瘤以小儿及青少年多见，好发年龄为17～36岁。关节镜下可见大小不等的暗蓝色或紫红色不规则迂曲血管团块，其内可有血栓形成或静脉石；关节腔积液为红褐色或黄褐色不凝液体，镜检可见大量红细胞。

（三）色素沉着绒毛结节性滑膜炎

色素沉着绒毛结节性滑膜炎（pigmented villonodular synovitis，PVNS）是一组罕见的源于关节和腱鞘内衬组织的良性肿瘤，是滑膜的一种增生性病变。肿块可能起源于关节滑膜、腱鞘、筋膜层或韧带组织。病变表现为无痛性软组织肿块，多发于膝关节，其次为髋关节、踝关节、肩关节及肘关节等，手腕小关节及跖趾等小关节少见。根据病变损害范围可分为局限型和弥漫型，后者更常见，且具有复发、恶变和转移的特点。

PVNS起病缓慢，病程较长，临床表现无特异性，主要表现为弥漫性肿胀、关节绞锁、骨侵蚀和关节破坏。局部检查可触及肿胀的关节，有压痛，滑膜呈海绵样感觉，关节积液征阳性，关节穿刺可抽出血性或棕褐色液体。局限型PVNS表现为部分关节滑膜单个带蒂的黄色或棕黄色结节状突起。正常滑膜层较薄（图3-287），而弥漫型PVNS滑膜炎表现为滑膜弥漫性增厚和绒毛结构，增粗的绒毛相互融合呈肉芽肿性结节，表面突起的绒毛粗细、长短不一，色素沉着明显（图3-288）。

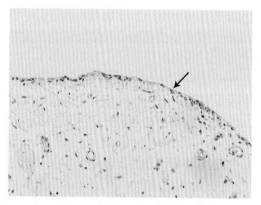

图3-287　正常滑膜组织（箭头所指）（HE染色，×200）

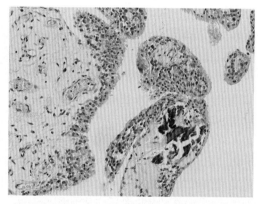

图3-288　色素沉着绒毛结节性滑膜炎病理切片（HE染色，×200）

（四）滑膜肉瘤

滑膜肉瘤（synovial sarcoma）是一种起源于滑膜软组织的恶性肿瘤，源于关节、滑膜及腱鞘滑膜组织，占全部恶性软组织肿瘤的5%～10%。滑膜肉瘤发病年龄广泛，从婴儿到老年人各个年龄段均可以发生，主要好发于15～40岁，高峰期在30～40岁，男女性别比约1.2：1。滑膜肉瘤主要以四肢大关节（膝关节、髋关节、肘关节及肩关节）为好发部位，也可发生于前臂或大腿或腰背部肌腱、筋膜上面。

临床表现为关节附近的无痛肿块，在肿块皮肤表面可能有静脉怒张，肿块质地大多为中等，也可出现较硬和较软的情况。早期可能没有任何疼痛症状，到后期由于肿块生长压迫周围组织，可能会出现胀痛或持续性夜间痛，影响肌肉、肌腱和关节活动。滑膜肉瘤发生在四肢关节附近，以局部肿胀、肿块、疼痛及活动受限为主要临床症状，以软组织肿块、肿块钙化、骨骼改变及骨膜反应为主要X线表现。

组织学上一般分为双相型和单相型，双相型一般上皮样细胞和梭形细胞的数量相当，均匀分布，有的上皮样细胞条索可形成脉管样不典型假腺腔或小的血窦样裂隙。单相型以上皮样细胞为主型或以梭形细胞为主型，以梭形细胞为主型最常见。在某些病例的双相型细胞，可见到瘤组织由未分化的小圆形或卵圆形瘤细胞组成，恶性程度高。

滑膜肉瘤其5年、10年生存率仅为50%和25%，病变预后差。以手术切除肿瘤为主要治疗方法，并争取做到广泛切除，如肿瘤侵犯血管，血管需一并切除，切除不彻底有较高的局部复发风险。

（五）透明细胞软骨肉瘤

透明细胞软骨肉瘤是一种罕见的、低度恶性软组织肉瘤。发病高峰年龄为30～50岁，男性多见。本病好发于股骨近端、肱骨近端、扁平骨和短骨的骨骺或骨凸。临床常表现为关节不适、发热和关节疼痛等。严重时，患者的关节活动受限，甚至发生病理性骨折。透明细胞软骨肉瘤以手术治疗为主，易复发，但极少转移。

病理检查：透明细胞软骨肉瘤组织有良性破骨细胞样巨细胞和反应性骨样组织，在软骨小叶间有毛细血管和良性多核巨细胞，这种良性多核巨细胞常遍布整个透明细胞软骨肉瘤，也可单个散在或成簇分布于小叶之间（图3-289、图3-290）。肿瘤内常可见钙化和骨样组织，其骨样组织是由良性骨母细胞被覆的反应性骨样组织。

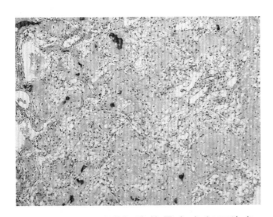

图3-289 透明细胞软骨肉瘤（HE染色，×100）

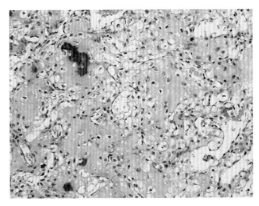

图3-290 透明细胞软骨肉瘤（HE染色，×200）

二、关节腔转移肿瘤细胞

其他部位的恶性肿瘤细胞可以转移至关节腔，以腺癌细胞多见。转移至关节腔的肿瘤细胞可成团、成片或单个散在分布，细胞异型性明显（图3-291～图3-296）。需要注意的是多核滑膜细胞或非典型增生的滑膜细胞与肿瘤细胞不易鉴别，可结合患者的病史和细胞形态特征、免疫组化及肿瘤标志物等检查结果综合分析。

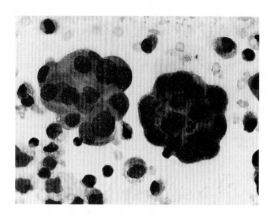

图3-291 腺癌细胞，细胞成团，结构立体（瑞-吉染色，×1000）

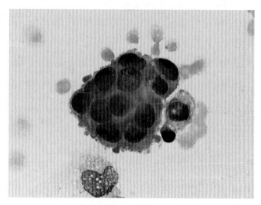

图3-292 腺癌细胞，细胞成团，边界不清，与非典型增生的滑膜细胞不易区别（瑞-吉染色，×1000）

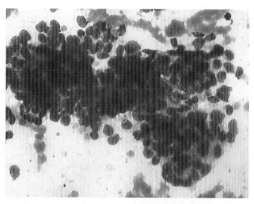

图3-293 前列腺癌细胞关节腔转移（瑞-吉染色，×200）

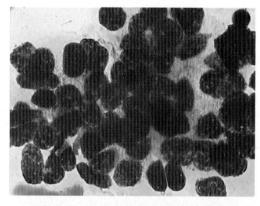

图3-294 前列腺癌细胞关节腔转移，细胞边界不清（瑞-吉染色，×1000）

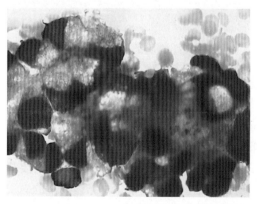

图3-295 结肠癌细胞关节腔转移（瑞-吉染色，×1000）

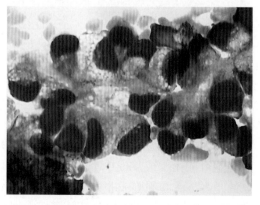

图3-296 结肠癌细胞关节腔转移（瑞-吉染色，×1000）

三、淋巴瘤细胞

淋巴瘤细胞可累及滑膜，常见的有弥漫大B细胞淋巴瘤（DLBCL）、典型霍奇金淋巴瘤（HL）、间变大细胞淋巴瘤（ALCL）及淋巴母细胞淋巴瘤（B-LBL）。弥漫大B细胞淋巴瘤主要特征为细胞核大，不规则，或为多叶核，少数病例含卵圆形核的中心母细胞，或免疫母细胞，或不规则的多形性细胞，也可形似梭形细胞。经典型霍奇金淋巴瘤可见霍奇金细胞和镜影细胞（R-S细胞），R-S细胞胞质深蓝色，双核，呈镜影状，染色质致密，核仁明显。间变大细胞淋巴瘤是一种T细胞淋巴瘤，细胞较大，胞质丰富，多形性，马蹄样核多见。淋巴母细胞淋巴瘤是一种B细胞系的淋巴母细胞肿瘤，典型形态是由小至中等大的母细胞组成，细胞质稀少，染色质中等致密或疏松，核仁不明显。

关节腔积液发现可疑淋巴瘤细胞（图3-297、图3-298），需要结合相关病史、病理组化诊断分型，提示恶性淋巴瘤累及滑膜。B细胞淋巴瘤CD20（＋）；CD15和CD30染色可识别霍奇金淋巴瘤中的R-S细胞；间变大细胞淋巴瘤细胞CD30（＋），大多数病例ALK蛋白（＋）；髓过氧化物酶阳性反应有助于粒细胞肉瘤的诊断。

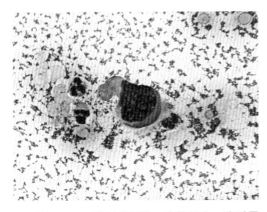

图3-297　淋巴瘤细胞，胞体偏大，胞质量少，深蓝色，胞核大（瑞-吉染色，×1000）

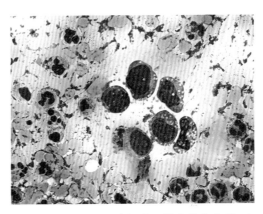

图3-298　淋巴瘤细胞，散在分布（瑞-吉染色，×1000）

四、白血病细胞关节腔浸润

关节腔白血病细胞浸润以急性粒细胞白血病、粒-单核细胞白血病和单核细胞白血病较为常见。关节腔积液中出现的原始/幼稚细胞与骨髓中的细胞形态类似。原始粒细胞胞质量少，胞质灰蓝色，胞核圆形或不规则，染色质细致，核仁明显，有的细胞可出现融合的颗粒并形成Auer小体；幼稚粒细胞胞质内可见数量不等的颗粒，染色质细致，可见核仁（图3-299～图3-302）。原始单核细胞胞质呈灰蓝色，有颗粒感，胞核不规则，染色质细致，核仁大而明显。

关节腔积液发现原始/幼稚细胞，多见于白血病细胞关节腔浸润。原始/幼稚细胞种类的鉴别需要结合病史、细胞形态特征和组化染色进行判断。

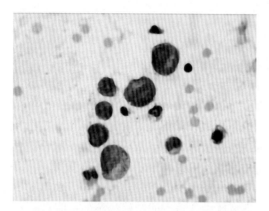

图3-299 幼稚细胞，胞体偏大，胞质蓝色或灰蓝色，可见紫红色颗粒，染色质细致，核仁明显（瑞-吉染色，×1000）

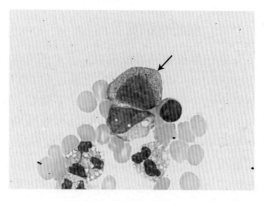

图3-300 幼稚细胞（箭头所指），胞体偏大，胞质内布满细小颗粒，染色质细致（瑞-吉染色，×1000）

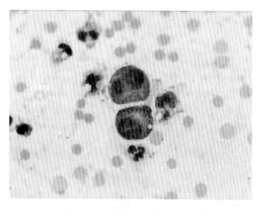

图3-301 幼稚细胞，胞体大，染色质细颗粒状，核仁明显（瑞-吉染色，×1000）

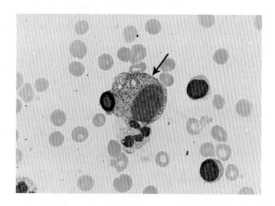

图3-302 早幼粒细胞（箭头所指），胞体偏大，胞质丰富，其内可见大量嗜天青颗粒，染色质细致（瑞-吉染色，×1000）

第四节 关节腔积液常见的病原微生物

一、细菌

关节腔积液中检出细菌提示细菌性关节炎，主要通过血源性感染侵及关节腔和滑膜，进而波及关节；关节手术或关节镜检查也可将致病菌带入关节腔引起感染；邻近关节感染病灶，如急性化脓性骨髓炎也可直接蔓延至关节。

关节腔积液中最常见的细菌是金黄葡萄球菌，也可见大肠埃希菌、铜绿假单胞菌、淋病奈瑟菌或结核分枝杆菌。瑞-吉染色可以发现球菌或杆菌，细菌呈蓝色，但不能区别细菌的种类（图3-303～图3-306）；革兰染色可将细菌分为革兰阳性菌和革兰阴性菌（图3-307、图3-308）；结核分枝杆菌需要抗酸染色进行鉴别（图3-309、图3-310）。

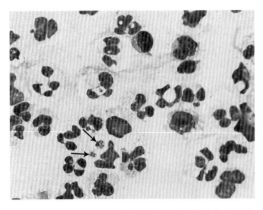

图3-303 四链球菌（箭头所指）（瑞-吉染色，×1000）

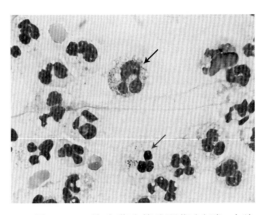

图3-304 胞内菌（箭头所指）（瑞-吉染色，×1000）

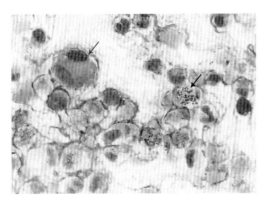

图3-305 胞内菌（黑箭所指）；滑膜细胞（红箭所指）（瑞-吉染色，×1000）

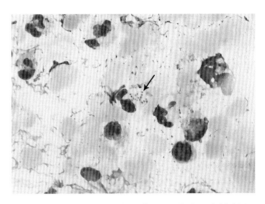

图3-306 胞内菌（箭头所指），中性粒细胞吞噬球菌（瑞-吉染色，×1000）

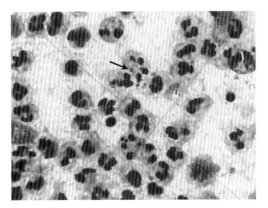

图3-307 胞内菌（箭头所指）（革兰染色，×1000）

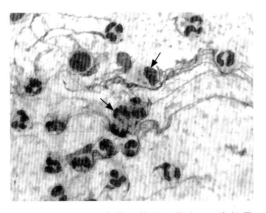

图3-308 胞内菌（箭头所指），细胞数量增多，可见中性粒细胞吞噬细菌（革兰染色，×1000）

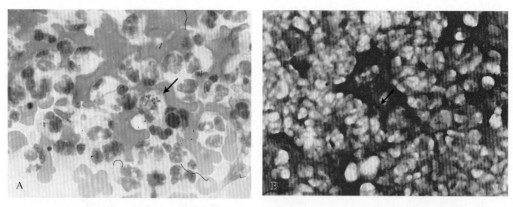

图3-309　双球菌（箭头所指），来源于细菌性关节炎确诊病例（×1000）
A.瑞－吉染色；B.革兰染色

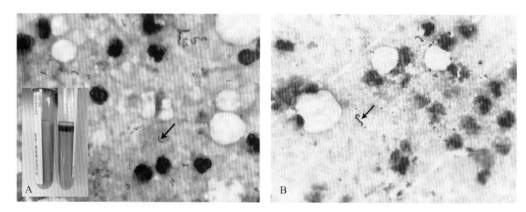

图3-310　链球菌（箭头所指），来源于外伤导致的关节僵硬（×1000）
A.瑞－吉染色；B.革兰染色

化脓性关节炎是指化脓性细菌侵入关节导致关节结构破坏的疾病，主要通过血源性感染，可由全身多处的化脓病灶经血液侵及关节腔、滑膜后波及关节。本病好发于老年人、关节手术后等人群。此外，免疫力低下、外伤是最主要的诱因。化脓性关节炎，主要临床症状包括关节肿胀、疼痛、活动受限，可导致关节畸形、败血症等并发症。目前主要通过药物及手术治疗，预后尚可。

化脓性关节腔积液细胞学检查，有核细胞明显增多，以中性粒细胞为主，可见大量细胞碎片、坏死颗粒及液化颗粒等（图3-311～图3-314）；血红素结晶常见（图3-314）。

结核分枝杆菌（M.tuberculosis）是引起结核病的病原体，可侵犯全身各器官，以肺部为最多见，也可出现关节等肺外感染。（图3-315～图3-317）。

结核性关节炎约95%继发于肺结核，也可由胸膜、淋巴结、消化系统和腹膜结核引起。结核分枝杆菌主要通过血液循环播散，偶尔通过淋巴系统播散或直接蔓延到骨与关节。结核分枝杆菌可潜伏于机体，当机体免疫力低下或存在其他不利因素时迅速繁殖致病。结核性关节炎好发于血供差、劳损多或生长活跃的关节，以脊柱关节、髋关节和膝关节为主。骨结核病变以炎症浸润及坏死为主，病灶扩展至软组织，可形成所谓寒性

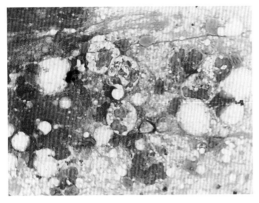

图3-311 中性粒细胞吞噬细菌，背景可见大量细胞碎片及体积巨大的脂质空泡；来源于化脓性关节炎确诊病例（瑞－吉染色，×1000）

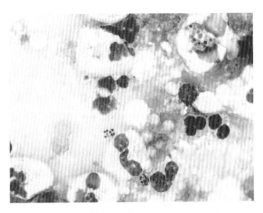

图3-312 化脓性关节炎细胞学检查，可见大量中性粒细胞（瑞－吉染色，×1000）

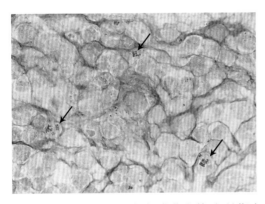

图3-313 细菌，胞内球菌（箭头所指）（瑞－吉染色，×1000）

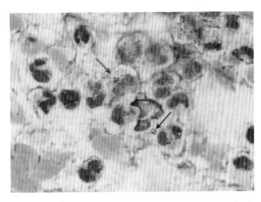

图3-314 胞内菌（红箭所指）；血红素结晶（黑箭所指）（瑞－吉染色，×1000）

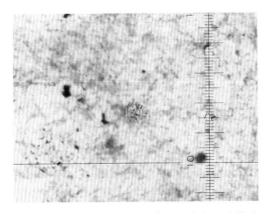

图3-315 结核分枝杆菌，成堆出现（抗酸染色，×1000）

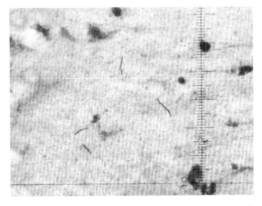

图3-316 结核分枝杆菌，呈粉红色（抗酸染色，×1000）

脓肿，若脓肿向体外或空腔脏器穿破，则形成窦道或内瘘；骨结核蔓延突破关节软骨侵入关节腔，可引发滑膜感染，导致炎性细胞浸润、渗液增加，可出现局部疼痛、活动受限、肿胀、僵直等症状。

海分枝杆菌是一种存在于海水和淡水中的细菌，与结核分枝杆菌同属。海分枝杆菌为非共生细菌，在入侵人体后能引起机会性感染。海分枝杆菌在28～32℃水温最为活跃，超过37℃则较难生存，一旦入侵人体，只会在人体的筋膜蔓延，不会入侵温度较高的内脏器官。抗酸染色与结核分枝杆菌形态类似（图3-318、图3-319），可结合二代测序（NGS）明确诊断。人多在宰杀鱼类、家禽的情况下被感染，感染后伤口会不断肿胀，没有明显疼痛，患者可能因此而轻视，使病况拖延，增加治疗周期。关节海分枝杆菌感染容易误诊为类风湿关节炎，关节腔积液抗酸染色对疾病诊断有帮助。

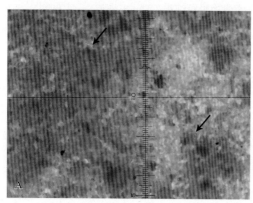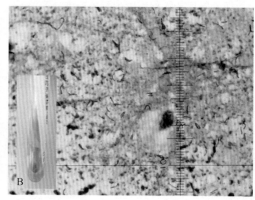

图3-317　结核分枝杆菌（×1000）

A.革兰染色不着色（箭头所指），呈"鬼影"样（革兰染色）；B.关节腔积液呈黄色、脓性（左下图），抗酸染色可见大量结核分枝杆菌

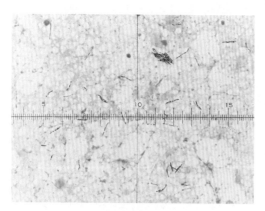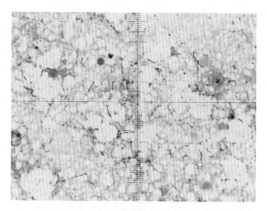

图3-318　海分枝杆菌，菌体呈粉红色（抗酸染色，×1000）

图3-319　海分枝杆菌，与结核分枝杆菌形态相似（抗酸染色，×1000）

二、真菌

真菌性关节炎（mycotic arthritis）又称霉菌性关节炎，真菌感染所致肌肉骨骼病变罕见，但致病性和机会性真菌感染以及新种真菌感染逐渐增多，特别是免疫力低下、长期使用广谱抗生素或关节创伤后。关节腔积液检出菌丝或孢子是诊断真菌性关节炎的重要标志。瑞-吉染色真菌孢子或菌丝呈蓝色（图3-320、图3-321）。

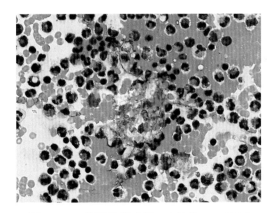

图3-320 真菌菌丝（瑞-吉染色，×100）

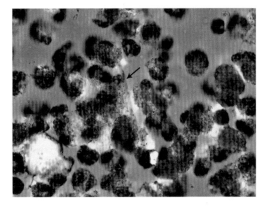

图3-321 真菌菌丝（箭头所指），染色后呈蓝色（瑞-吉染色，×1000）

隐球菌病是由隐球菌引起的一种深部真菌病，可累及脑膜、肺、皮肤、骨骼系统和血液等器官和部位。隐球菌病呈世界性分布，发生于免疫功能正常的隐球菌病可表现为自限性、亚急性或慢性，进行性播散性隐球菌病多发生在免疫低下患者中。鸽子饲养者及实验室工作者可直接接触到病原菌，发病风险高。骨、关节隐球菌病约占隐球菌病的10%，好发于颅骨及脊柱，表现为连续数月的骨骼、关节肿胀和疼痛。X线片常无特殊表现。

墨汁染色可见圆形或椭圆形带荚膜的厚壁孢子（图3-322），瑞-吉染色菌体呈紫红色，隐约可见荚膜（图3-323）。

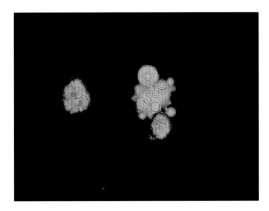

图3-322 隐球菌（墨汁染色，×100）

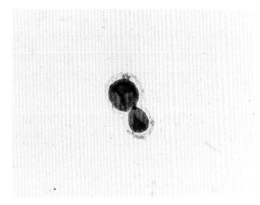

图3-323 隐球菌（瑞-吉染色，×1000）

第四章

病 例 分 析

第一节 晶体相关性关节疾病

▶ **病例一 痛风性关节炎（一）**

一、病例资料

主诉：患者，男，87岁，主因"左膝反复疼痛10余年，加重1天"收入院。

现病史：患者自述于10年前无明显诱因下出现左膝肿痛，以触碰患处或活动时为著，曾到当地医院就诊，诊断为"痛风性关节炎"，给予口服药物对症治疗（具体不详），症状可缓解。昨日左膝肿痛症状再次出现，疼痛较剧烈，无法缓解，为进一步诊治，骨科门诊收入住院。

查体：T 38.3℃，P 109次/分，R 18次/分，BP 144/89mmHg，神志清楚，精神可。脊柱无畸形，椎旁软组织无肿胀。骨盆挤压、分离试验（-）。左膝肿胀明显，皮肤发红，皮温偏高，局部触压痛，浮髌试验（+），左膝活动因疼痛受限，左下肢皮肤感觉可，末梢循环良好，余肢体关节活动、感觉可。

二、辅助检查

1. **实验室检查** C反应蛋白184.78mg/L（↑）；血常规：白细胞$11.9×10^9$/L（↑），中性粒细胞比例86.6%（↑），红细胞沉降率69mm/h（↑）；凝血试验：血浆纤维蛋白原5.89g/L（↑），血浆凝血酶原时间21.0秒（↑），国际标准化比值1.97（↑），活化部分凝血活酶时间43.2s（↑）；生化常规：尿素11.67mmol/L（↑），肌酐144μmol/L（↑），葡萄糖6.87mmol/L（↑），尿酸393μmol/L；关节腔积液细菌培养阳性。

2. **影像学检查** 胸部CT扫描未见异常，两侧膝关节正侧位片未见明确移位性骨折及脱位；左膝关节超声：左侧膝关节腔积液。

3. **关节腔积液检查**

（1）常规检查：黄色、浑浊；有核细胞$448×10^6$/L（↑），红细胞$30×10^6$/L（↑）。

（2）细胞学检查：涂片有核细胞数量增多，以中性粒细胞为主，可见散在或成堆分布的尿酸钠结晶，有的结晶被白细胞吞噬，偏振光显微镜观察有折光性；瑞-吉染色后结晶不溶解、不着色（图4-1、图4-2）；依据细胞形态分析，考虑为痛风性关节炎。

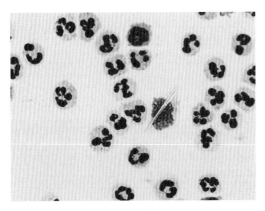

图4-1 尿酸钠结晶，淡黄色、针束状，穿过巨噬细胞（瑞-吉染色，×1000）

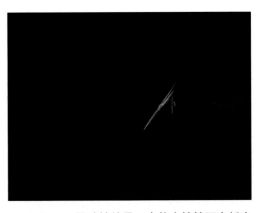

图4-2 尿酸钠结晶，在偏光镜镜下有折光性（偏振光显微镜，未进行颜色补偿，×1000）

三、病例分析

患者因"左膝反复疼痛10余年，加重1天"入院。既往有痛风性关节炎病史，此次入院检查尿酸水平正常，并不代表患者没有痛风的存在，根据病史及典型的临床表现：红、肿、热、痛，可以初步考虑为痛风发作。当处于发作急性期时，尿酸水平可正常，或自行服药者血清生化检查时尿酸往往正常，当行关节腔积液穿刺时可以发现典型的针状尿酸钠结晶，在偏振光显微镜下观察呈负双折射。尿酸钠结晶较少时，光学显微镜直接镜检不易发现，但偏振光显微镜下很容易找到，所以建议有条件的单位使用偏振光显微镜鉴别关节腔积液中的各种结晶。

关节腔积液标本不易获得，需要临床医师穿刺采集，当标本量少的时候，需要跟临床沟通确定关节腔积液检查的优先等级。

▶ 病例二 痛风性关节炎（二）

一、病例资料

主诉：患者，男，42岁，因"多关节肿痛2年"就诊。

现病史：2年前，患者久行后出现左足第一跖趾关节红、肿、热、痛，剧痛如刀割样，痛处拒按，难以入睡，口服"止痛药"，病情缓解。2周前再次出现左足第一跖趾关节红、肿、热、痛突然发作，就诊于其他医院，查血尿酸（UA）699.0μmol/L（↑），给予塞来昔布、艾普拉唑等药物治疗，疼痛稍有好转，但病情反复，逐渐累及双踝关节，并伴左足底肿痛，未严格控制饮食，1天前右足第一跖趾关节出现类似症状，今再次求诊入院。

查体：左跟腱处压痛。左足第一跖趾关节稍肿胀，稍压痛，活动稍受限。

二、辅助检查

1.实验室检查 γ-谷氨酰转肽酶102U/L（↑），甘油三酯6.74mmol/L（↑），高密度脂蛋白胆固醇0.98mmol/L（↓），低密度脂蛋白胆固醇3.72mmol/L（↑），尿素8.4mmol/L（↑），尿酸925.0μmol/L（↑），血清磷0.75mmol/L（↓）。

2. 关节腔积液检查

（1）常规检查：奶白色、浑浊，黏稠度高；有核细胞大量，红细胞偶见。

（2）细胞学检查：有核细胞数量增多，以中性粒细胞为主，可见散在或成堆分布的尿酸钠结晶（图4-3～图4-6）；依据细胞形态分析，考虑为痛风性关节炎。

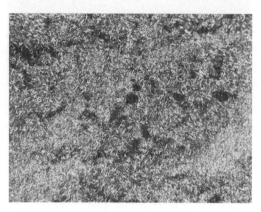

图4-3　尿酸钠结晶有折光性（偏振光显微镜，×100）

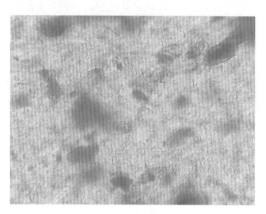

图4-4　尿酸钠结晶数量较多，低倍镜下观察呈棕黄色（未染色，×100）

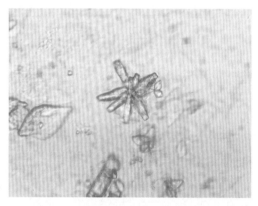

图4-5　加入稀盐酸后，尿酸钠结晶转变成尿酸结晶（未染色，×400）

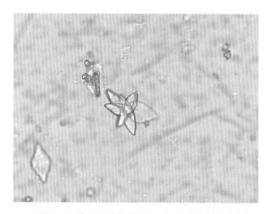

图4-6　加入稀盐酸后，形成的尿酸结晶呈菱形或聚集成花样（未染色，×400）

三、病例分析

患者久行后出现左足第一跖趾关节红、肿、热、痛，血尿酸升高，关节腔积液偏振光显微镜检出尿酸钠结晶，结合患者临床表现和实验室检查诊断为痛风。痛风是高嘌呤代谢紊乱和尿酸排泄障碍导致血液中的尿酸增高，以尿酸钠结晶的形式沉积在关节腔、韧带、肾脏等软组织处，国际上以在关节腔积液或肿胀局部组织找到尿酸钠结晶作为诊断痛风性关节炎的"金标准"。除了使用显微镜鉴别外，可将关节腔积液加热到60℃，尿酸钠结晶溶解；也可加入稀盐酸，尿酸钠结晶转化为尿酸结晶。

四、知识拓展

【病因】

痛风性关节炎是单钠尿酸盐沉积导致的晶体相关性关节病,与嘌呤代谢紊乱和(或)尿酸排泄减少所致的高尿酸血症相关,属代谢性风湿病范畴。

【症状及体征】

早期痛风的临床表现主要为关节及其附属器官的急性炎症反应,少数患者也可累及肾脏、结缔组织、心脏及血管;慢性痛风则以痛风石为主要临床表现,痛风石可沉积在身体的不同部位,甚至导致关节畸形;急性发作期可出现关节红、肿、热、痛,同时伴有功能障碍;痛风性关节炎发作间歇期一般没有明显症状。

【治疗与预防】

本病的治疗原则是及时控制急性发作,预防反复发作,纠正高尿酸血症和坚持治疗以防止关节破坏及肾脏损害。治疗方式包括一般治疗、药物治疗和手术治疗。

▶ 病例三 痛风性关节炎(三)

一、病例资料

主诉:患者,男,42岁,主因"反复双下肢关节红、肿、热、痛10年,加重4天"收入院。

现病史:患者无明显诱因出现双下肢踝关节肿胀、疼痛,伴有皮肤发红、皮温升高,有明显活动受限,无发热、畏寒、口干、眼干、皮疹、面部红斑、光过敏、频发口腔溃疡、脱发、雷诺现象等不适。患者前往当地医院就诊,诊断"痛风性关节炎",此后患者间断服用"双氯芬酸钠、非布司他"等药物治疗。入院4天前,患者无明显诱因出现右膝关节及右踝关节红、肿、热、痛,有明显活动受限,门诊以"痛风性关节炎"收入院。

查体:右膝关节及右踝关节肿胀明显,压痛明显,伴皮温升高,有明显活动受限,其余关节未见肿胀、压痛、皮温升高及活动受限。

二、辅助检查

1. 实验室检查 C反应蛋白48.67mg/L(↑);血常规:白细胞11.12×10^9/L(↑),中性粒细胞比例70.9%(↑),红细胞沉降率64.9mm/h(↑);凝血试验:D-二聚体0.41mg/L(↑),纤维蛋白(原)降解产物3.42μg/ml(↑);生化常规:尿酸491μmol/L(↑),丙氨酸氨基转移酶163U/L(↑),γ-谷氨酰转肽酶130U/L(↑),类风湿因子13IU/ml,抗链球菌溶血素O<100IU/ml;微生物检查:关节腔积液细菌培养阴性,关节腔积液细菌涂片、真菌涂片、抗酸杆菌涂片均阴性。

2. 影像学检查 右膝关节彩超:①右侧膝关节上囊积液;②右侧膝关节滑膜增厚。右踝关节彩超:右侧踝关节部分滑膜增厚。

3. 关节腔积液检查 涂片有核细胞数量增多,以中性粒细胞为主,可见大量散在或成堆的细针状及棒状的尿酸钠结晶(图4-7~图4-10);依据细胞形态分析,考虑痛风性关节炎急性期。

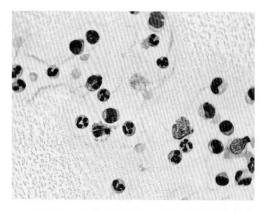

图4-7　有核细胞增多，以中性粒细胞为主（瑞-吉染色，×1000）

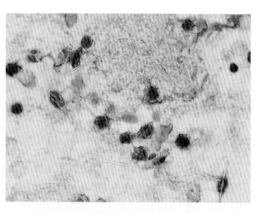

图4-8　尿酸钠结晶穿过白细胞（瑞-吉染色，×1000）

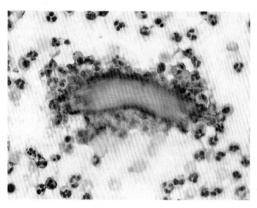

图4-9　尿酸钠结晶淡黄色，呈柴捆样分布（瑞-吉染色，×1000）

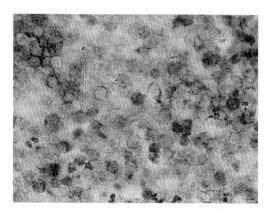

图4-10　尿酸钠结晶大量，成堆分布；背景细胞染色效果不佳（瑞-吉染色，×1000）

三、病例分析

患者以反复双下肢关节红、肿、热、痛10年，加重4天入院，送检关节腔积液涂片有核细胞数量增多，以中性粒细胞为主，可见大量典型的细针状及棒状尿酸钠结晶，考虑患者为痛风急性发作。

关节腔积液检出尿酸钠结晶，不代表血清尿酸浓度一定升高，有可能是痛风急性发作，也有可能患者自知有痛风，但平时未规律服药等。有文献研究证实，血尿酸水平和饮食密切相关，询问病史，发现该患者近期饮用大量啤酒，加重尿酸的代谢负荷，从而导致痛风发作。未染色时尿酸钠结晶与纤维蛋白丝形态相似，可使用染色法或使用偏振光显微镜进行区别。

▶ 病例四　焦磷酸钙沉积病（一）

一、病例资料

主诉： 患者，女，70岁，主因"双膝关节骨性关节炎"收入院。

现病史： 患者4年前无明显诱因出现左膝关节肿痛，症状反复，1年前再发双膝关节肿痛明显，活动受限，入住我院，诊断"双膝骨性关节炎"，经关节穿刺＋药物注射治疗，好转后出院。3天前无明显诱因再次出现双膝关节肿痛，左膝明显，活动受限。既往史有高血压病史5年，自述血压控制尚可。诊断"双膝关节骨性关节炎"，收入院。

查体： 血压200/120mmHg，脊柱活动稍受限；左膝关节肿胀，压痛，局部皮肤无发红，皮温高，关节活动受限，浮髌试验阳性；右膝关节无明显肿胀，轻压痛，局部皮肤无发红，皮温稍高，关节活动稍受限，浮髌试验阴性。

二、辅助检查

1. **实验室检查** 红细胞沉降率65mm/h（↑）；C反应蛋白62.06mg/L（↑）；抗环瓜氨酸肽抗体＜7.0U/ml；人类白细胞抗原B27阴性；抗核抗体阴性；类风湿因子IgG 10.3IU/ml，类风湿因子IgA 12.3IU/ml；关节腔积液细菌培养阴性。

2. **影像学检查** 双膝关节正侧位：双膝关节骨性关节炎，左膝髌上囊肿胀。

3. **关节腔积液检查**

（1）常规检查：黄色、浑浊；有核细胞49 820×10^6/L（↑），中性粒细胞比例86%（↑），红细胞偶见；蛋白43.4g/L，尿酸202μmol/L，类风湿因子14.2IU/ml，腺苷脱氨酶36.9U/L。

（2）细胞学检查：涂片有核细胞数量增多，以中性粒细胞增多为主。查见焦磷酸钙结晶（图4-11、图4-12）；依据细胞形态分析，考虑为焦磷酸钙沉积病（假性痛风）。

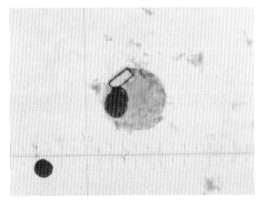

图4-11 滑膜细胞表面黏附焦磷酸钙结晶（瑞-吉染色，×1000）

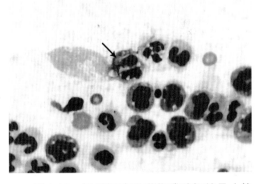

图4-12 巨噬细胞吞噬焦磷酸钙结晶（箭头所指）（瑞-吉染色，×1000）

三、病例分析

患者首次入院诊断为双膝骨性关节炎，经抗炎镇痛治疗后，效果不佳，再次收住入院治疗，关节腔积液细胞学查见焦磷酸钙结晶，结合临床症状和其他检查诊断为焦磷酸钙沉积病。在治疗上予以"双膝关节穿刺＋药物注射术"，即复方倍他米松关节腔灌注抗炎、镇痛治疗，效果明显。

▶ 病例五　焦磷酸钙沉积病（二）

一、病例资料

主诉：患者，女，56岁，因"双膝关节疼痛2年，加重伴活动受限1天"收入院。

现病史：患者自述2年前无明显诱因出现双膝关节疼痛，右膝疼痛肿胀较左膝重，右膝行膏药外敷及膝关节抽积液治疗，症状稍有缓解。病程中症状反复，昨天突然加重，上下楼梯疼痛，活动受限，现为求系统诊治入院。

查体：T 36.7℃，P 80次/分，R 20次/分，BP 120/78mmHg，神志清楚，精神可，心肺腹无殊。双膝关节髌周压痛（＋），髌骨研磨试验（＋），浮髌征（＋），前抽屉试验（－），后抽屉试验（－），麦氏征（＋），Lachman试验（－），内侧间隙压痛（＋），外翻应力试验0°位（－）30°位（－），内翻应力试验0°位（－）30°位（－），轴移试验（－），髌骨外推试验（－），髌骨恐惧试验（－）。伸膝肌力Ⅴ级，屈膝肌力Ⅴ级，髋关节屈伸内外旋活动正常，踝关节屈伸活动正常，双下肢感觉正常，足背动脉可触及，生理反射存在，病理反射未引出。

二、辅助检查

1.**实验室检查**　C反应蛋白8.51mg/L（↑）；血常规：白细胞12.58×10⁹/L（↑），中性粒细胞比例78.5%（↑）；红细胞沉降率25mm/h（↑）；生化常规：碱性磷酸酶43U/L（↓），尿酸358μmol/L。

2.**影像学检查**　MRI平扫＋DWI：①双膝关节骨性关节病，髌骨及股骨髁关节软骨磨损，软骨下骨变性、囊变；②双膝关节腔积液。

3.**关节腔积液检查**

（1）常规检查：黄色、浑浊；有核细胞1100×10⁶/L（↑），红细胞200×10⁶/L（↑）。

（2）细胞学检查：涂片有核细胞数量增多，以中性粒细胞为主，可见大量杆状、菱形或斜方形的焦磷酸钙结晶（图4-13）；依据细胞形态分析，考虑为焦磷酸钙沉积病（假性痛风）。

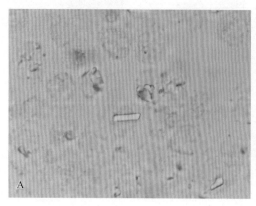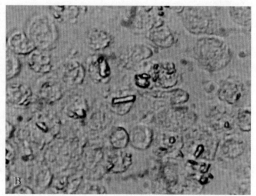

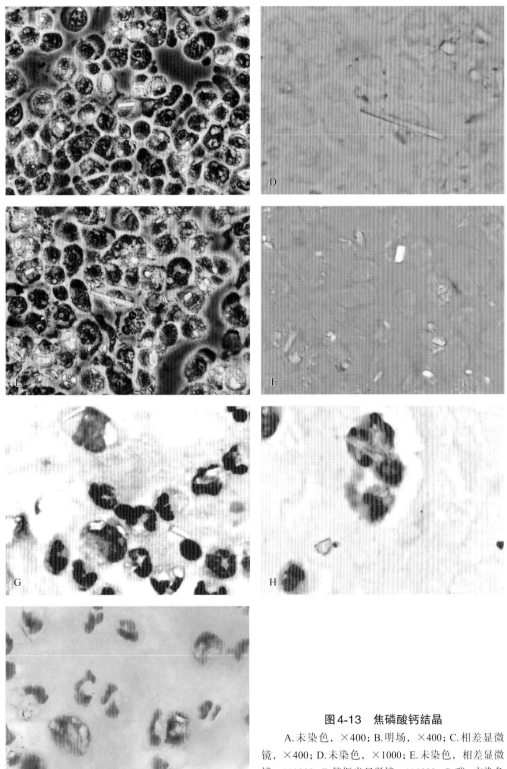

图4-13 焦磷酸钙结晶

A.未染色，×400；B.明场，×400；C.相差显微镜，×400；D.未染色，×1000；E.未染色，相差显微镜，×1000；F.偏振光显微镜，×1000；G.瑞-吉染色×1000；H.革兰染色，×1000；I.亚甲蓝染色，×1000

三、病例分析

患者因"双膝关节疼痛2年，加重伴活动受限1天"收入院。此次入院检查C反应蛋白、白细胞、中性粒细胞比例、红细胞沉降率均升高，关节腔积液有核细胞数升高，可见大量焦磷酸钙结晶，结合病史考虑焦磷酸钙沉积病（假性痛风）。

在无关节感染或其他原因引起的关节炎情况下，通过相差偏振光显微镜鉴定关节腔积液中典型的焦磷酸钙结晶是诊断焦磷酸钙沉积病（假性痛风）的金标准。但由于偏振光显微镜在基层医院普及率低，限制了焦磷酸钙沉积病的诊断。若无偏振光显微镜，也可使用普通显微镜观察焦磷酸钙结晶。

四、知识拓展

焦磷酸钙沉积病（CPPD）也称为假性痛风，是由于焦磷酸钙结晶（CPP）沉积于关节透明软骨、纤维软骨及滑膜、肌腱、滑囊等引起的一系列症状。

【病因】

目前尚未找到普遍的特异性病因，但是衰老是焦磷酸钙沉积病的主要因素，其次是遗传因素；此外，多种代谢病也与CPPD有关。

【临床表现】

①急性滑膜炎型（假性痛风型）：是老年急性单关节炎最常见的病因，急性发作，有红、肿、热、痛及功能障碍；②慢性关节炎：表现为慢性疼痛，活动受限，关节受损，受累关节常有骨关节炎的临床表现及不同程度滑膜炎表现。

【治疗】

目前尚无法去除软骨和关节囊中CPP的沉积。已沉积的CPP也不会重吸收。急性发作期可进行对症处理，慢性间歇期应避免外伤、手术、强力扭转和长期行走等诱发因素。

▶ 病例六 钙化性肌腱炎

一、病例资料

主诉： 患者，男，64岁，左肩痛伴活动受限2个月，加剧6天。

现病史： 无明显诱因左肩关节痛，痛处主要在左肩前侧，未向头部放射，不伴手臂麻木、沉重感等不适，因疼痛加重，左肩关节活动受限，就诊入院。

查体： 左肩关节活动明显受限，左肩关节活动度：前屈150°，后伸30°，外展130°，内收20°，外旋60°，内旋60°，余关节活动可。Neer试验（＋），四肢肌力、肌张力、皮肤触痛觉正常。四肢腱反射对称存在，双侧霍夫曼征（－），巴氏征（－）。

二、辅助检查

1. 实验室检查 关节腔积液钙3.55mmol/L（↑）；无机磷2.39mmol/L（↑）。

2. 影像学检查 DX检查诊断：左肩关节退行性改变，左侧Ⅱ型肩峰，考虑钙化性肌腱炎，请结合临床。

3.关节腔积液检查

（1）常规检查：灰白色，团块状，浑浊（图4-14）；白细胞未见，红细胞未见。

（2）细胞学检查：涂片未查见有核细胞及红细胞，可见大量散在或成堆分布的非晶形结晶，瑞-吉染色不溶解（图4-15～图4-17）；依据形态学分析，考虑为羟磷灰石沉积。

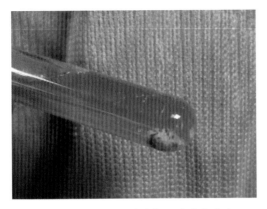

图4-14　关节腔积液底部沉淀为灰白色

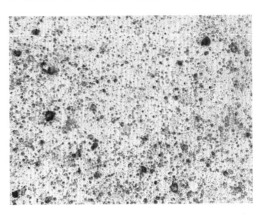

图4-15　羟磷灰石结晶呈大小不一的颗粒状（未染色，×100）

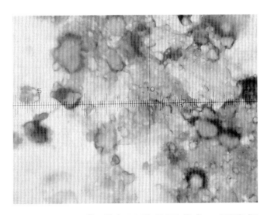

图4-16　羟磷灰石结晶不着色、不溶解（瑞-吉染色，×1000）

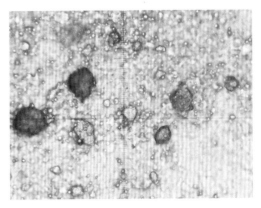

图4-17　羟磷灰石结晶大小不等，部分结晶体积巨大（偏振光显微镜，×1000）

三、病例分析

患者因无明显诱因出现左肩关节疼痛2个月，加剧6天就诊。检查关节腔积液涂片可见羟磷灰石结晶，根据病史及典型的临床表现、影像学检查等综合分析，诊断为钙化性肌腱炎，经超声介入对羟磷灰石钙盐进行抽吸冲洗治疗，患者症状明显改善。

钙化性肌腱炎的病因和发病机制尚不明确，有文献报道表明钙质沉积是主要原因。临床表现为肩关节疼痛和活动受限，诊断主要依靠临床表现和影像学检查。在关节腔积液中查出羟磷灰石钙盐沉积，能为临床的诊断和鉴别诊断提供有效证据。

四、知识拓展

羟基磷灰石（HAP）又称羟磷灰石，是钙磷灰石的自然矿物化。在人体内羟磷灰石结晶可沉积在肌腱、韧带、肌肉等软组织中，与急性炎症综合征如钙化性肌腱炎或钙化性肩周炎相关。该结晶也是骨关节炎关节融合的常见成分。影像学X线检查主要表现为关节周围软组织内条片状钙化；MRI表现为韧带、肌腱内块状钙化及不同程度水肿。

钙化性肌腱炎是一种由于钙盐在肩袖肌腱中沉积而引起关节周围炎症反应的自限性疾病，是引起肩关节疼痛的常见病因之一，最易累及肩袖冈上肌腱，其次为冈下肌腱和肩胛下肌腱，女性稍多于男性，造成局部疼痛和受累肌腱的功能障碍。有文献报道钙质沉积是主要原因，冈上肌缺乏血液供应且承力较多，肌腱退变后钙盐代谢异常而沉积，继而发生充血水肿，产生无菌性炎症，引起疼痛。

第二节　感染性关节炎

▶ 病例一　关节急性炎症

一、病例资料

主诉：患者，男，76岁，主因"右小腿红、肿、热、痛10余天"收入院。

现病史：患者自述10余天前无明显诱因出现右小腿红肿，疼痛，呈持续性钝痛，进行性加重，伴有畏寒、发热、乏力，最高体温不详，无头痛、头晕，无心慌、胸闷、气急，无腹痛、腹胀，无足趾麻木、针刺感等不适。未及时到医院就诊。近10余天来，右小腿红、肿、热、痛逐渐加重，今日被家人送急诊科就诊，考虑右小腿急性淋巴管炎。为求进一步诊治，急诊收入院。

查体：脊柱无畸形，椎旁软组织无肿胀。骨盆挤压、分离试验（−）。右小腿上段外侧可见手术瘢痕，右小腿弥漫性肿胀，可见散在红斑，按压无凹陷，红斑不能消失，皮温较对侧明显升高，局部压痛阳性，未触及波动感，足背动脉搏动有力，趾端血供可，各足趾活动正常，皮肤感觉灵敏。余肢体关节活动正常。

二、辅助检查

1.实验室检查　C反应蛋白237.01mg/L（↑）；血常规：白细胞8.9×10^9/L，中性粒细胞比例81.6%（↑）；红细胞沉降率106mm/h（↑）；凝血试验：血浆纤维蛋白原8.11g/L（↑），D-二聚体0.58mg/L（↑）；生化常规：丙氨酸氨基转移酶106U/L（↑），天冬氨酸氨基转移酶82U/L（↑），碱性磷酸酶126U/L（↑），γ-谷氨酰转肽酶99U/L（↑），尿酸181μmol/L（↓），总蛋白56.9g/L（↓），白蛋白32.3g/L（↓），降钙素原2.1ng/ml（↑）；血培养、关节腔积液培养及创面分泌物培养均为阴性。

2.影像学检查　右小腿MRI平扫：右小腿上段软组织水肿，右胫骨上段内固定术后改变，右膝关节髌上及外侧周围滑膜囊积液，右膝外侧半月板前后角变性，内侧半月板后角撕裂。B超提示：右下肢动脉未见明显异常，右下肢深静脉血流通畅。

3.关节腔积液检查

（1）常规检查：棕褐色、浑浊；有核细胞41 270×10^6/L（↑），红细胞4000×10^6/L（↑）。

（2）细胞学检查：涂片有核细胞数量增多，以中性粒细胞为主，可见凋亡细胞、巨噬细胞及较多红细胞，未找到细菌、真菌及其他特殊异常细胞（图4-18、图4-19）；依

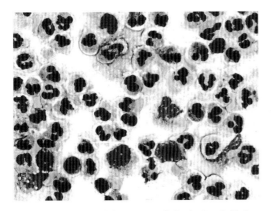 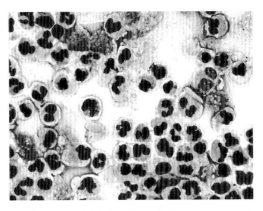

图4-18 细胞数量明显增多（瑞-吉染色，×1000）

图4-19 以中性粒细胞为主，巨噬细胞及淋巴细胞少量（瑞-吉染色，×1000）

据细胞形态分析，考虑为急性炎症反应。

4.病理检查 （右胫骨外侧）坏死组织及炎性渗出。

三、病例分析

患者因"右小腿红、肿、热、痛10余天"入院，送检关节腔积液可见大量中性粒细胞，考虑急性炎症反应。当中性粒细胞数量明显增多时，需在油镜下仔细观察有无细菌及真菌的存在。常见的感染细菌主要是金黄色葡萄球菌，也可见大肠埃希菌、铜绿假单胞菌、淋病奈瑟菌、结核分枝杆菌的感染。真菌感染比较罕见，主要见于免疫抑制状态、广谱抗生素的使用或关节的直接感染。积液颜色为棕褐色，镜下见到较多陈旧的红细胞，考虑是陈旧性出血导致积液外观的改变。

四、知识拓展

【病因】

关节急性炎症的病因较多，感染是最常见原因，细菌、病毒或真菌等微生物可经血液或直接侵入关节引发炎症。自身免疫反应、关节创伤或损伤、代谢性疾病、过敏反应等也可能导致关节急性炎症。

【症状及体征】

关节急性炎症的症状及体征通常与其病因密切相关，且因个体差异和病因不同而有所差异。关节急性炎症患者常表现为关节腔积液，积液的量和性质是判断炎症严重程度和病因的重要依据。

【治疗与预防】

根据患者的具体病情制订相应的治疗方案，包括药物治疗、物理治疗、关节腔穿刺抽液、手术治疗。

预防关节急性炎症的方法包括保持健康的生活方式，如定期锻炼、保持适当的体重，避免关节受伤等。此外，关节注意保暖，避免长时间暴露在寒冷的环境中，也是预防关节急性炎症的重要措施。

▶ **病例二 化脓性关节炎**

一、病例资料

主诉：患者，男，2岁，因"左髋关节疼痛伴活动受限1周"入院。

现病史：患者家长自述于1周前患者无明显诱因出现左髋关节疼痛伴活动轻微受限，无发热、咳嗽、咳痰，无头晕、头痛，为进一步诊治，门诊以"左侧髋关节滑膜炎"收入院。

查体：T 37.0℃，P 92次/分，R 19次/分，BP 101/71mmHg，神志清楚，生命体征平稳，心肺腹无特殊。左髋关节疼痛，屈曲、外展外旋较对侧稍受限，皮肤红肿、破溃，皮温正常，膝关节活动可，下肢血供、感觉正常，足背动脉搏动可扪及。

二、辅助检查

1. 实验室检查　C反应蛋白22mg/L（↑）；血常规：白细胞$5.96×10^9$/L，中性粒细胞比例53%；红细胞沉降率46mm/h（↑）；生化常规：丙氨酸氨基转移酶14U/L，天冬氨酸氨基转移酶37U/L，碱性磷酸酶121U/L，γ-谷氨酰转肽酶10U/L；免疫：抗链球菌溶血素O＜25IU/ml，类风湿因子＜20IU/ml；关节腔积液细菌培养阴性。

2. 影像学检查　双髋关节MRI平扫：左侧股骨头骨骺肿瘤或囊性病变，局部软骨缺失损伤，右髋关节囊肿大并滑膜增厚，髋部软组织肿大。左膝关节彩超：考虑左侧髋关节滑膜炎。

3. 关节腔积液检查

（1）常规检查：淡红色、浑浊；有核细胞$64\,800×10^6$/L（↑），红细胞$56\,700×10^6$/L（↑）。

（2）细胞学检查：涂片有核细胞数量增多，以中性粒细胞为主，偶见血红素结晶（图4-20～图4-23）；依据细胞形态分析，考虑为化脓性积液可能。

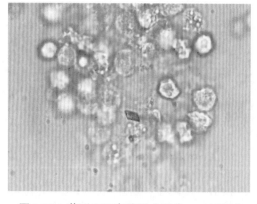

图4-20　菱形血红素结晶（湿片，×1000）

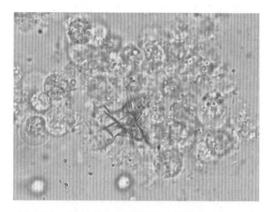

图4-21　细针状血红素结晶（湿片，×1000）

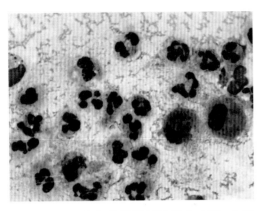

图4-22 白细胞数量明显增多（瑞-吉染色，×1000）

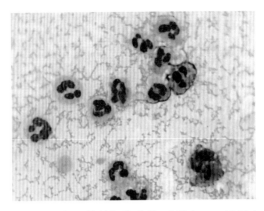

图4-23 偶见赖特细胞（瑞-吉染色，×1000）

三、病例分析

患者以左髋关节疼痛伴活动受限1周入院检查，无畏寒、发热，体查局部红肿，皮温不高，有髋部疼痛，关节腔彩超提示左侧髋关节滑膜炎。入院数天后，一般抗感染治疗无明显好转，患儿出现发热，髋关节皮温稍高，头孢他啶抗感染治疗未见好转，临床医师再次行左侧髋关节诊断性穿刺抽液，细胞学计数白细胞明显增多，中性粒细胞比例增高，查见血红素结晶，细胞学提示化脓性积液可能性大。

▶ 病例三 化脓性髋关节炎

一、病例资料

主诉：患儿，男，2岁3个月，主因"间断发热4天，皮疹3天，右腿活动障碍1天"收入院。

现病史：患儿4天前无明显诱因出现发热1次，不伴其他特殊症状，未予处理，可自行降至正常，期间未发热。3天前患儿出现手腕部皮疹，伴瘙痒，难忍，睡眠情况欠佳，未予特殊处理，皮疹面积逐渐扩大至手背。1天前无明显诱因再次发热，热峰39.6℃，予口服解热药降温，难以降至正常，间隔4小时反复，同时患儿自述右侧腿痛，拒碰，不能站立，至外院就诊，完善血常规示白细胞明显降低，双侧髋关节超声示右侧髋关节滑膜积液，骨盆正位片未见明显异常。测量血压约76/38mmHg，入院半天后出现全身散在紫红色瘀点、瘀斑，予以抗感染治疗病情无好转，转至儿童重症监护室（PICU）。入院后患儿反复高热，血压不稳定，烦躁明显，不能对答，伴有意识改变，脑电图提示持续非节律性δ活动伴间断电压抑制。患儿存在明显凝血功能障碍，可间断吸出血性痰液，完善X线胸片提示肺炎，合并肺出血不除外。血气分析提示P/F＜300，存在呼吸衰竭，出现多器官功能障碍综合征（休克、肝损伤、急性肾损伤），伴右侧髋关节疼痛加重。

查体：T 38.2℃，P 172次/分，R 22次/分，BP 101/60mmHg，体重15.3kg，SpO₂ 95%。烦躁哭闹，肤色暗红，全身散在紫红色瘀点瘀斑，压之不褪色，左侧颈部淋巴结肿大；右侧髋关节、膝关节活动稍受限，双侧巴氏征（−），布氏征（−），克氏征（−）；

肢端稍凉，毛细血管充盈时间（CRT）4秒。

二、辅助检查

1.实验室检查

（1）血常规：白细胞0.78×10⁹/L（↓），中性粒细胞比例64.1%（↑）；C反应蛋白108.7mg/L（↑）；降钙素原5.82ng/ml（↑）；血涂片可见中性粒细胞出现重度核左移，部分中性粒细胞胞质中可见空泡变性。

（2）凝血功能：活化部分凝血活酶时间93.3秒（↑），血浆凝血酶原时间30.2秒（↑），血浆凝血酶原时间测定国际标准化比值2.99（↑），凝血酶时间20.3秒（↑），D-二聚体103.63μg/ml（↑），血浆纤维蛋白（原）降解产物测定341.3μg/ml（↑）。

（3）细胞因子：白介素-6 11 387.3pg/ml（↑），白介素-10 579.1pg/ml（↑），TNF-α 6.4pg/ml（↑），IFN-γ 3422.4pg/ml（↑）。

（4）血清生化：血钾3.00mmol/L（↓），总胆红素35.9μmol/L（↑），结合胆红素27.1μmol/L（↑），天冬氨酸氨基转移酶323U/L（↑），丙氨酸氨基转移酶171U/L（↑），γ-谷氨酰转肽酶79U/L（↑），乳酸脱氢酶765U/L（↑），白蛋白28.8g/L（↓），肌酐50μmol/L（↑），甘油三酯1.83mmol/L（↑），铁蛋白7199ng/ml（↑），补体C3 0.74g/L（↓）。

（5）呼吸道病原体多重PCR检测13项（鼻咽拭子）：鼻病毒阳性。外送血NGS（RNA＋DNA）：化脓性链球菌。

（6）关节腔积液微生物培养阴性。

2.影像学检查　双侧髋关节超声：右侧髋关节滑膜积液。脑部MRI平扫及增强未见明显异常。髋关节MRI平扫及增强：右侧髋关节半脱位、关节腔内大量积液、右侧髋臼骨髓腔、周围多发肌肉水肿，考虑感染性病变。心脏超声：心脏结构及血流未显示明显异常，左心室整体收缩功能指标正常。

3.关节腔积液检查

（1）常规检查：黄色、浑浊；有核细胞49 414×10⁶/L（↑），红细胞4799×10⁶/L（↑）。

（2）细胞学检查：涂片有核细胞量明显增多，中性粒细胞85%，巨噬细胞12%，淋巴细胞3%；未见结晶、细菌及真菌（图4-24、图4-25）；依据细胞形态分析考虑为化脓

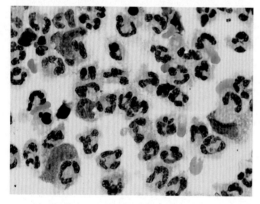

图4-24　白细胞数量明显增多（瑞－吉染色，×1000）

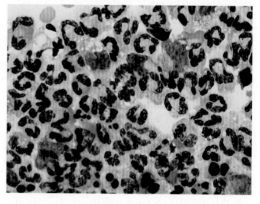

图4-25　白细胞以中性粒细胞为主，巨噬细胞易见（瑞－吉染色，×1000）

性感染。

三、病例分析

化脓性关节炎（SA）常起病急，病程短，临床表现常不典型，X线检查无特异性改变。白细胞计数及中性粒细胞计数升高、红细胞沉降率加快、C反应蛋白升高等实验室检查支持SA，但缺乏特异性。本例患儿血常规白细胞计数出现减低，可能与严重感染时产生负性造血调控因子致中性粒细胞生成减少有关，说明血常规白细胞正常或减低也不能排除SA。关节腔积液检查是早期明确诊断的最有效检查方法。根据外观、生化、常规涂片、细菌培养加药敏等，可获得早期诊断和治疗依据。关节腔积液细胞学检查见中性粒细胞显著增多，提示感染性疾病，如找到致病菌可明确诊断，可与晶体性关节炎、关节结核等疾病相鉴别。血培养与关节腔积液细菌培养同时进行可提高阳性率，若两者培养为相同细菌，可明确致病菌。但临床上关节腔积液细菌培养阳性率较低（文献报道52%～82%），其原因可能与炎症处于不同的阶段、培养前应用抗生素、接种量少、不适当的厌氧培养、反复的关节穿刺等因素有关。

此患儿入院后出现脓毒性休克、多器官功能障碍，临床给予碳酸氢钠溶液扩容改善循环，去甲肾上腺素维持血压，输注白蛋白改善内环境、丙球免疫支持治疗；输注血浆改善凝血功能；给予头孢哌酮舒巴坦钠联合万古霉素抗感染。患儿病情好转后外科行"右髋关节镜下化脓性髋关节炎切开引流、病损切除，髋关节脱位切开复位"，术后康复出院。

四、知识拓展

【病因】

化脓性关节炎为关节内化脓性感染。常见致病菌是金黄色葡萄球菌，其次为白色葡萄球菌、淋病奈瑟菌、肺炎球菌和肠道杆菌等，感染途径多数为血源性传播，少数为感染直接蔓延。

【症状及体征】

本病多见于儿童，好发于髋关节和膝关节，以单发关节为主。髋关节由于部位深或因其他部位感染症状所掩盖，易被漏诊或延误诊断，使关节丧失功能常有发生。

【治疗与预防】

本病的治疗有以下方法：①早期足量全身使用抗生素；②关节腔内注射抗生素；③经关节镜治疗；④关节腔持续性灌洗；⑤关节切开引流；⑥为防止关节内粘连，尽可能保留关节功能，可做持续性关节被动活动。化脓性关节炎最主要的是预防，注意做好关节防护，避免感染；提高机体免疫力，对于身体其他部位的感染病灶尽早治疗。

▶ 病例四 真菌性膝关节炎

一、病例资料

主诉：患儿，女，14岁，主因"确诊前纵隔经典型霍奇金淋巴瘤4月余，头晕1小时"收入院。

现病史：患者4个月前（2021年2月18日）因发热、胸痛来医院就诊，确诊为"前纵隔经典型霍奇金淋巴瘤（结节硬化型ⅣB期高危）"，2021年3月20日开始按照霍奇金淋巴瘤（高危）方案化疗，已完成霍奇金淋巴瘤方案6个疗程化疗，2021年7月9日出院。1小时前乘医院门诊电梯下楼过程中自觉胸闷后出现头晕，伴全身乏力，自觉无法站之后依靠在其父亲身上，有意识障碍1～2分钟，至急诊予平卧、吸氧处理后缓解，现为进一步诊治，门诊拟"霍奇金淋巴瘤"收住院。患儿对答如流，精神可，7月4日起偶有右侧膝关节疼痛，可自行缓解。饮食良好，大小便如常。

查体：T 36.5℃，P 88次/分，R 18次/分，BP 108/68mmHg，体重49.7kg。右侧膝关节稍肿胀，有轻压痛，局部皮肤无发红。神经系统查体无异常。

二、辅助检查

1.实验室检查 7月10日血常规：白细胞1.1×10^9/L（↓），中性粒细胞比例81.4%（↑）；C反应蛋白15.7mg/L（↑）；7月12日C反应蛋白87mg/L（↑）；7月13日C反应蛋白107mg/L（↑）。7月17日，第1次关节腔积液培养结果：热带念珠菌。7月26日，第2次关节腔积液真菌培养结果阴性。8月7日，右侧膝关节滑膜病理诊断为慢性滑膜炎，未见淋巴瘤浸润。特殊染色：六胺银染色（未见真菌菌丝及孢子）、抗酸杆菌涂片阴性。8月27日，C反应蛋白0.63mg/L。

2.影像学检查 7月6日，膝关节超声：右侧膝关节滑膜积液。7月12日，右侧膝关节MRI平扫：考虑右股骨远端改变，考虑骨髓抑制所致，右侧膝关节积液，周围软组织肿胀，建议结合临床及实验室检查。7月13日，双髋关节/膝关节MRI平扫＋增强提示左侧股骨颈、左胫骨近端髓腔内异常信号，骨梗死不除外，建议随访。双髋关节、左膝关节少量积液。7月14日，右膝关节超声：右侧膝关节滑膜囊积液（16.9mm，较前升高）。7月26日，右膝关节超声：右侧膝关节积液5.3mm。

3.关节腔积液检查

（1）常规检查：7月14日：黄色、微浑；有核细胞1500×10^6/L（↑），红细胞798×10^6/L（↑）。7月19日：淡红色、浑浊；有核细胞4300×10^6/L（↑），红细胞70 000×10^6/L（↑）。

（2）细胞学检查：7月14日，有核细胞分类：反应性淋巴细胞14%，淋巴细胞71%，巨噬细胞5%，嗜酸性粒细胞1%，嗜碱性粒细胞1%，中性粒细胞8%；未见结晶、细菌、真菌（图4-26、图4-27）；依据细胞形态分析，反应性淋巴细胞增多，需排除感染性疾病，请结合临床及相关检查进一步诊断。

7月19日，有核细胞分类：淋巴细胞18%，巨噬细胞10%，嗜酸性粒细胞1%，嗜碱性粒细胞1%，中性粒细胞70%；可见少量真菌菌丝，疑似念珠菌（图4-28、图4-29）；依据细胞形态分析，考虑为真菌感染性疾病。

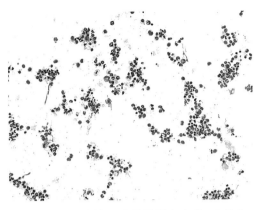

图4-26 有核细胞数量增多（瑞－吉染色，×100）

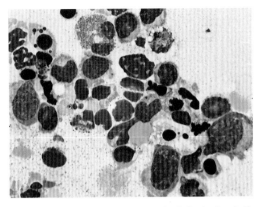

图4-27 反应性淋巴细胞增多（瑞－吉染色，×1000）

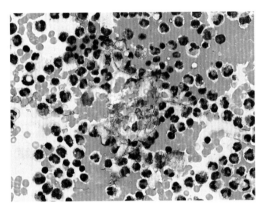

图4-28 可见真菌菌丝（瑞－吉染色，×400）

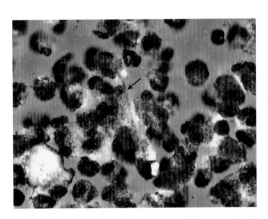

图4-29 菌丝呈灰蓝色（瑞－吉染色，×1000）

三、病例分析

此患儿为淋巴瘤化疗后骨髓抑制患者，免疫功能低下，化疗过程中可能有一过性念珠菌血流感染，真菌定植到膝关节，引起真菌性膝关节炎。随着病情的进展，炎症指标C反应蛋白快速升高，经药物（卡泊芬净、两性霉素B）和手术（右侧膝关节镜检查术＋肌腱探查术＋关节清理术＋滑膜部分切除术＋石膏外固定术）治疗后C反应蛋白持续下降，最后恢复正常，后续随访康复。

临床抽取两次关节腔积液进行常规检查、涂片检查（细胞学、革兰染色、抗酸染色）、培养微生物。第1次临床医师将大多数关节腔积液直接打到血培养瓶中进行培养检查，血培养瓶中营养丰富，加入的标本量多，培养结果阳性。而剩余的少部分样本要进行常规检查和涂片检查，因涂片收集的细胞数不多，导致涂片结果假阴性。第2次临床使用注射器送检关节腔积液，接种到真菌培养皿中，接种量较少，导致真菌培养结果阴性；而细胞学收集的细胞数多，镜检发现真菌菌丝。病原学涂片、微生物培养结果受标本量的影响，所以充足的标本量是保证检测结果准确的前提条件。

真菌性关节炎辅助检查：血常规示白细胞升高或正常，C反应蛋白、红细胞沉降率升高。关节腔积液常规：糖含量降低，蛋白含量增多，有核细胞总数特别是中性粒细胞增多，黏蛋白凝固不良，关节腔积液中很少能查见真菌。滑膜病理检查对各种真菌性关节炎均一致表现为肉芽肿性滑膜炎，组织切片中一般不易查见真菌。与其他化脓性关节炎相比，常规检查及影像学检查不具有特异性，确诊需要结合细胞学检查、真菌血清学试验、真菌培养、PCR及二代测序等手段进行综合分析。

四、知识拓展

【病因】

真菌性关节炎是致病真菌感染关节引起的关节腔内感染。文献报道引起真菌性关节炎的真菌有念珠菌、疣状瓶霉、新型隐球菌等真菌。

【症状及体征】

真菌性关节炎可以是播散型，也可以单独发生，甚至完全不伴有皮肤损害。真菌一般常侵犯单一大关节，主要是膝关节。临床表现不典型，常表现为关节肿痛、部分伴行走受限，临床特点与其他关节炎相比，不具有特异性。

【治疗与预防】

根据真菌类别，选用敏感抗真菌药物，足量、足疗程进行全身抗真菌药物治疗；必要时采用手术治疗，进行彻底清创处理；对人工假体感染者进行二期翻修，反复感染控制不佳者甚至需要截肢。对于免疫功能低下患者，需要常规进行抗真菌的预防治疗。

▶ 病例五　慢性关节炎症

一、病例资料

主诉：女，12岁，因"左膝关节疼痛伴肿胀10个月"入院。

现病史：10个月前患儿无明显诱因出现左膝关节疼痛不适，无规律间断性隐痛，每次持续时间约1周，逐渐出现肿胀，否认外伤史，曾就诊于县医院予膝关节积液穿刺抽取检查等治疗，未见明显好转，门诊以"左膝关节积液"收入院。

查体：T 36.6℃，P 90次/分，R 20次/分，BP 98/65mmHg，神志清楚，心肺腹查体未见明显异常。双下肢等长，行走无跛行，双下肢膝关节屈曲、伸直不受限，左膝关节屈曲时感疼痛不适，左侧浮髌试验（＋），左膝关节肿胀，无压痛，皮温不高，局部皮肤颜色与周围皮肤无异常，无破溃，感觉正常。

二、辅助检查

1.实验室检查　C反应蛋白：15mg/L（↑）；血常规：白细胞$12.2×10^9$/L（↑），中性粒细胞比例75%（↑）；肝肾功能、电解质、凝血试验未见明显异常；关节腔积液细菌培养阴性。

2.影像学检查　左膝关节MRI平扫：左膝关节囊积液。

3.关节腔积液检查

（1）常规检查：黄色、浑浊；有核细胞$810×10^6$/L（↑），红细胞$972×10^6$/L（↑）。

（2）细胞学检查：涂片有核细胞数量增多，以巨噬细胞为主（图4-30、图4-31），考虑为慢性炎症可能。

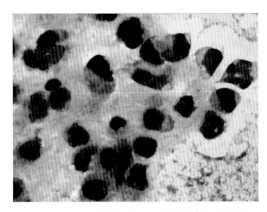

图4-30　细胞数量明显增多（瑞-吉染色，×1000）

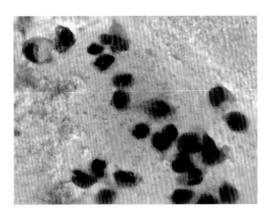

图4-31　以巨噬细胞数量为主（瑞-吉染色，×1000）

4.病理学检查　检查可见破碎灰白组织一堆，8mm×5mm×3mm。送检组织（滑膜组织）呈慢性炎症改变，伴纤维素样物质及含铁血黄素沉积。

三、病例分析

患者左膝关节屈曲时感疼痛不适，左侧浮髌试验（＋），患儿无低热、盗汗等，无结核疾病史，暂时不考虑膝关节结核。随后磁共振提示左膝关节积液，目前关节积液性质暂不能确定，为进一步明确性质，临床于7月21日行关节镜下左膝关节探查清理、滑膜组织活检术，手术中抽取膝关节腔积液约20ml，随即送往检验科。关节腔积液巨噬细胞增高，基本排除急性炎症相关疾病。巨噬细胞增多常见于病毒性关节炎、系统性红斑狼疮关节炎及慢性炎症等，结合患者临床症状和其他检查，考虑是慢性炎症。

四、知识拓展

【病因】

慢性关节炎可能是由于关节创伤，或者关节退行性病变等引起。

【症状及体征】

慢性关节炎是关节炎的一种，具有多发性、大关节病变、游走性等特点。常表现为关节部位红肿、疼痛、关节活动受限等症状。急性关节炎患者多数经积极合理治疗后痊愈，不留任何后遗症；如治疗不积极、不合理、不彻底，或长期居住在潮湿、拥挤、寒冷、阴暗的环境中，或生活贫困、营养不良，或机体中慢性感染病灶长期存在等，可导致慢性关节炎。

【治疗与预防】

一般治疗方法有物理治疗、药物治疗、手术治疗。在治疗期间需要注意多休息，避免过度劳累，做好关节部位的保暖工作，避免受凉，以免病情进一步加重。

► **病例六 骨髓炎**

一、病例资料

主诉：患儿，女，4岁。因"摔伤致右下肢及膝关节肿痛5天"入院。

现病史：患儿家长自述于5天前患儿在平地跑步时不慎跌倒，当即感到右侧膝关节疼痛，遂就诊于县医院诊治，后逐渐出现膝关节及小腿上段肿胀，是否发热不详。今晨患儿出现右下肢拒伸、疼痛加重，家属为求诊治遂就诊于急诊，以"右侧胫骨骨髓炎?"收入院。

查体：T 37.5℃，P 95次/分，R 19次/分，BP 100/70mmHg，神志清楚，生命体征平稳，心肺腹无特殊。右小腿上段及膝关节红肿明显，表皮无破溃，皮温高，右膝关节伸直稍受限，膝关节及小腿上段压痛明显，未扪及波动感，患肢端血供、活动、感觉可，足背动脉可扪及。

二、辅助检查

1.实验室检查　C反应蛋白175mg/L（↑）；血常规：白细胞22.42×10⁹/L（↑），中性粒细胞比例79%（↑）；生化常规：丙氨酸氨基转移酶23U/L，天冬氨酸氨基转移酶53U/L（↑），碱性磷酸酶181U/L，γ-谷氨酸转肽酶15U/L。

2.影像学检查　右膝关节MRI平扫：右膝及小腿软组织弥漫肿胀。膝关节关节囊和髌上囊积液肿大。胫骨上段灶性骨髓水肿并局部骨皮质不规则，小腿上段中后部术后改变或积气、异物? 请结合临床。

3.关节腔积液检查

（1）常规检查：血性、浑浊；有核细胞32 400×10⁶/L（↑），红细胞37 702×10⁶/L（↑）。

（2）细胞学检查：涂片有核细胞数量增多，以成熟中性粒细胞为主，可见早幼粒细胞、中性中幼粒细胞、中性杆状核粒细胞等（图4-32、图4-33）；依据细胞形态分析，考虑为穿刺液中含有骨髓成分可能性大。

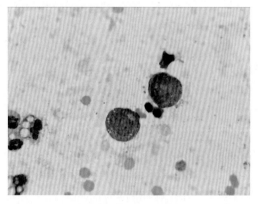

图4-32　幼稚细胞（瑞-吉染色，×1000）

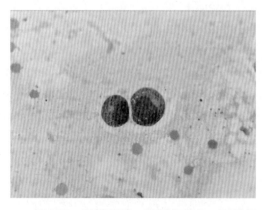

图4-33　幼稚细胞，胞质灰蓝色，可见细小紫红色颗粒，染色质细颗粒状（瑞-吉染色，×1000）

三、病例分析

患儿以摔伤致右下肢及膝关节肿痛5天入院，出现右下肢拒伸、疼痛加重，膝关节及小腿上段压痛明显。临床初步诊断为右侧胫骨骨髓炎。正常情况下穿刺液无幼红细胞及幼稚细胞，若出现此类细胞提示积液中含有骨髓成分的可能，与临床联系，询问穿刺液的具体部位，得知此次送检的穿刺液并不是关节腔穿刺液，而是胫骨钻孔引流液，所以细胞学可见幼稚粒细胞。结合影像学检查、细菌培养及细胞学表现最终该患儿诊断为胫骨骨髓炎。

四、知识拓展

【病因】

骨髓炎属于一种骨的破坏和感染症状，可由邻近软组织感染直接蔓延至骨髓所致。

【症状及体征】

骨髓炎最典型的全身症状是恶寒、高热、呕吐，呈脓毒样发作。儿童多见，发病前往往有外伤史。早期只有局部剧痛，患区皮温增高，但肿胀并不明显。数天后局部出现水肿，压痛更为明显，说明该处已形成骨膜下脓肿。脓肿穿破后成为软组织深部脓肿，疼痛即刻缓解，体温逐渐下降，病变转入慢性阶段。

【治疗与预防】

抗生素治疗7～10天，全身症状及局部症状无明显改善时，应将病灶彻底清除，开放性骨松质植骨及对于相关部位的反复冲洗，从而减轻骨髓腔内的压力，同时还可以向腔内注入抗生素，对发病部位进行穿刺吸引等。在平时生活中要注意避免发病处的过度劳累，注意保暖。

▶ 病例七 新型隐球菌感染

一、病例资料

现病史： 患者，女，62岁，2个月前无明显诱因出现右膝关节肿痛、活动不利，无咳嗽、咳痰，无发热，休息后稍缓解，未行特殊处理，症状反复并逐渐加重，口服抗炎镇痛药后无缓解就诊。

既往史： 入院7个月前接触家禽后出现全身多处皮疹、破溃，治疗后痊愈。3个月前出现"痔疮"，行中药及抗感染治疗后好转。

查体： T 36.6℃，肺部听诊未闻及明显干、湿啰音，右膝关节轻度肿胀，皮温稍高，广泛压痛，胫骨近端内侧明显，关节活动受限0°-0°-20°。

二、辅助检查

1.实验室检查 血常规：白细胞$18.02×10^9$/L（↑），中性粒细胞比例80.40%（↑），血红蛋白90g/L（↓）；C反应蛋白213.08mg/L（↑），降钙素原1.45ng/ml（↑），白介素-6 558.70pg/ml（↑）、红细胞沉降率＞150mm/h（↑）；B型钠尿肽14 520.00pg/ml（↑）；碱性磷酸酶364U/L（↑），γ-谷氨酰转肽酶322U/L（↑），尿素10.0mmol/L（↑），T-SPOT

（结核感染T细胞斑点试验）阴性。

2.关节腔积液检查

（1）关节腔积液检查：黄色、浑浊；有核细胞113 970×10⁶/L（↑）。

（2）细胞学检查：有核细胞明显增多，以中性粒细胞为主，背景可见大量细胞碎片及坏死颗粒；墨汁染色及革兰染色查见隐球菌（图4-34）；依据细胞形态分析，考虑隐球菌感染。

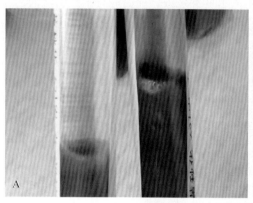
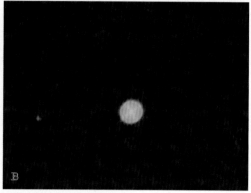
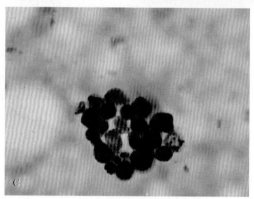

图4-34　隐球菌（×1000）

A.关节腔积液黄色、浑浊，可见凝块；B，墨汁染色；C.革兰染色

三、病例分析

患者右膝关节肿胀，局部皮肤稍发红，皮温稍升高，未见明显窦道形成，局部压痛明显，未扪及异常，纵轴叩击痛（-），右膝关节活动明显受限，右下肢肌力Ⅴ级，肢体末梢感觉、活动及血供正常，结合关节腔积液细胞学墨汁染色及革兰染色最终确诊隐球菌感染。

四、知识拓展

隐球菌种类较多，对人类致病的主要是新型隐球菌和格特隐球菌，有关研究发现在免疫缺陷人群中引起感染的主要是新型隐球菌，而格特隐球菌多发生于免疫力正常的人群中。新型隐球菌存在于土壤、鸟粪中，尤其是鸽粪中大量存在，可侵犯人和动物引起隐球菌病。人由呼吸道吸入后引起感染，初感染灶多为肺部，再从肺部播散至全身其他部位，播散病灶可发生在各个脏器，皮肤、黏膜、淋巴结、骨、内脏等均可受累，最易侵犯的是中枢神经系统，引起慢性脑膜炎。

第三节 人工关节置换术后关节假体感染

▶ 病例一 化脓性关节炎（人工髋关节置换术后感染）

一、病例资料

主诉：患者，女，70岁，主因"左髋臼发育不良并骨关节炎"收入院。

现病史：患者10年前无明显诱因出现左髋关节疼痛、活动不利，久行及劳累后加重，未进行有效治疗。近年来左髋关节疼痛加剧，活动逐渐受限，下肢跛行，行走乏力，下蹲困难，拟诊断"左髋臼发育不良并骨关节炎"收入院。

查体：双臀及大腿肌肉稍萎缩，骨盆向左倾斜，双腹股沟中点压痛，股内收肌紧张，双髋活动受限。

二、辅助检查

1.实验室检查 C反应蛋白281mg/L（↑）；血常规：白细胞$17.15×10^9$/L（↑），中性粒细胞比例91.4%（↑），血红蛋白78g/L（↓）；红细胞沉降率150mm/h（↑）；生化常规：降钙素原0.31ng/ml（↑），白介素-6 292pg/ml（↑）；关节腔积液细菌培养鉴定：金黄色葡萄球菌。

2.影像学检查 MRI检查提示双侧人工全髋关节置换术后，假体周围骨质水肿。双侧髋关节周围、双侧髂窝及左侧大腿根部软组织广泛水肿伴感染可能，病灶多发囊性灶，不除外合并脓肿形成，病灶较前进展，建议进一步检查。

3.关节腔积液检查

（1）常规检查：咖啡色、浑浊，重度黏稠，有凝块；有核细胞$440×10^6$（↑），红细胞$2600×10^6$（↑）。

（2）细胞学检查：涂片有核细胞数量多，以中性粒细胞为主；未染色标本查见血红素结晶（图4-35、图4-36）；依据细胞形态分析，考虑为陈旧性出血。

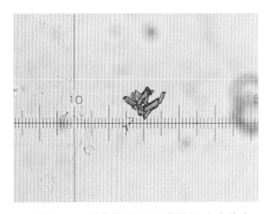
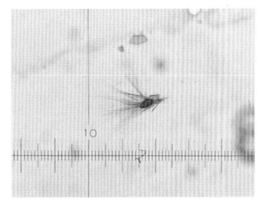

图4-35 斜方体样血红素结晶（未染色，×400）

图4-36 丝状血红素结晶，金黄色（未染色，×400）

三、病例分析

患者行人工全髋关节置换术后10年，出现双髋部疼痛剧烈，结合血常规、血培养、影像学检查，关节腔积液培养出金黄色葡萄球菌可以明确髋关节感染。经抗感染、补充白蛋白、补液、镇痛等积极治疗处理，患者髋关节疼痛较前明显缓解。

瑞-吉染色对细菌的检出率极低，建议及时增加革兰染色，进一步查找细菌。此外，关节腔积液中的血红素结晶常伴感染一起出现，若在关节腔积液标本中检出，综合其他检验指标，可增加革兰染色查找有无病原菌的存在。

四、知识拓展

血红素结晶又称橙色血质或血晶，是血红蛋白分解后在局部严重缺氧或无氧环境下形成的，关节腔积液中出现该类结晶常提示局部有陈旧性出血，若同时出现大量红细胞，则提示持续性出血；若仅有红细胞而未检出血红素结晶，则提示新鲜出血或穿刺出血。因此，血晶对于判断局部封闭环境是否有陈旧性出血或者新鲜出血具有辅助判断价值。

▶ 病例二　化脓性关节炎（右膝关节置换术后感染）

一、病例资料

主诉：患者，女，84岁，因"右膝关节肿痛伴活动受限4小时"收入院。

现病史：患者于1年前行右侧膝关节置换术，术程顺利，术后恢复良好，于4小时前如厕后出现右髋关节、右膝关节疼痛伴活动受限，不能下地行走，急诊以"右膝关节置换术后疼痛"收入院。

查体：T 36.5℃，P 65次/分，R 19次/分，BP 136/62mmHg，神志清楚，精神可，右膝关节外观轻度肿胀，右膝关节正中可见一长约15cm的纵行切口，右膝关节活动受限。双膝活动度：左膝伸0°，屈110°；右膝伸20°，屈110°；右膝外侧间隙压痛（＋），叩击痛（＋），浮髌征（＋），抽屉试验（－），双膝关节内外翻应力试验（－），双侧股四头肌力Ⅳ级，右膝关节皮温高，右下肢因疼痛不能主动活动，其余未见明显异常。

二、辅助检查

1.实验室检查　C反应蛋白104.24mg/L（↑）；血常规：白细胞14.86×10^9/L（↑），中性粒细胞比例86.6%（↑），血红蛋白102g/L（↓）；红细胞沉降率88mm/h（↑）；凝血试验：血浆D-二聚体8.01mg/L（↑）；生化常规：β_2微球蛋白5.0mg/L（↑），降钙素原4.23ng/ml（↑），血清钙1.95mmol/L（↓），血清磷0.69mmol/L（↓），血清铁4.44μmol/L（↓），白介素-6 73.10pg/ml（↑）；关节腔积液细菌培养：大肠埃希菌阳性。

2.关节腔积液检查

（1）常规检查：黄色、浑浊；有核细胞计数22 500×10^6/L（↑），红细胞8600×10^6/L（↑），中性粒细胞比例94%（↑）。

（2）生化常规：葡萄糖0.32mmol/L（↓），总蛋白50.0g/L（↑）。

（3）细胞学检查：涂片有核细胞数量增多，以中性粒细胞为主，可见中性粒细胞吞噬细菌（图4-37、图4-38）；依据细胞形态分析，考虑为化脓性关节炎，请结合临床及微生物学检查。

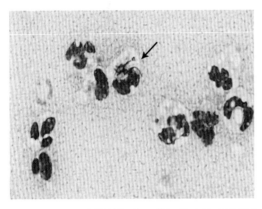

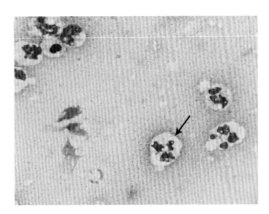

图4-37　中性粒细胞吞噬细菌（箭头所指）（瑞–吉染色，×1000）

图4-38　中性粒细胞吞噬细菌（箭头所指），细胞退化现象明显（瑞–吉染色，×1000）

三、病例分析

患者1年前行右侧膝关节置换术，如厕后出现右髋关节、右膝关节疼痛伴活动受限，不能下地行走，右膝关节皮温高，右下肢因疼痛不能主动活动。实验室检查示白细胞升高、红细胞沉降率增快、关节腔积液血糖减低，关节腔积液有核细胞数量明显增多，以中性粒细胞为主，可见胞内菌，提示关节置换后假体周围感染。关节腔积液培养出大肠埃希菌，更是为临床治疗提供了强有力的证据。

▶病例三　化脓性关节炎（左膝关节置换术后感染）

一、病例资料

主诉：患者，女，78岁，主因"左膝关节结核术后复发？"收入院。

现病史：患者入院前7个月因"左膝关节病"就诊，行"左人工全膝关节置换术"，术中标本符合慢性肉芽肿性炎，考虑结核或非结核分枝杆菌感染。出院后继续抗结核治疗，不规律随访复查。2周前出现左膝关节红、肿、热、痛，1周前复查，炎症指标升高，结核斑点试验阳性。6天前外侧出现数个窦道，渗出淡黄色浑浊液体，复诊炎症指标持续升高，关节腔积液检出血晶、噬菌细胞，拟"左膝关节结核术后复发？"收入院。

查体：既往"左膝骨性关节炎、左侧人工关节置换术后、第4腰椎、第5腰椎椎体Ⅰ度假性滑脱、重度骨质疏松、肺部慢性炎症"病史。跛行入院，左膝关节肿胀明显，髌前和膝关节外侧明显，局部皮红皮温升高，可触及皮下波动感，膝关节前正中见长约15cm手术切口，膝关节外侧见4个约0.5cm×0.5cm圆形窦道，见渗出淡黄色浑浊液体，可见皮下筋膜组织。

二、辅助检查

1.实验室检查　C反应蛋白248mg/L（↑）；血常规：白细胞28.43×10⁹/L（↑），中性粒细胞比例88.8%（↑），血小板518×10⁹/L（↑）；红细胞沉降率60mm/h（↑）；PCT 1.25ng/ml（↑）；白介素-6 252.8pg/ml（↑）；结核感染T细胞斑点试验阳性。关节腔积液微生物培养：迟缓爱德华菌。

2.影像学检查　CT检查提示左膝关节腔积液，周围软组织肿胀、局部呈团块状，考虑感染性病变，请结合临床。

3.关节腔积液检查

（1）常规检查：暗红色、浑浊，黏稠度低，有凝块；有核细胞计数97 740×10⁶/L（↑），中性粒细胞比例97%（↑）。

（2）生化常规：蛋白38.0g/L，葡萄糖＜0.1mmol/L（↓），乳酸19.64U/L，淀粉样蛋白A 205.6ng/L（↑），腺苷脱氨酶133.3U/L（↑）。

（3）细胞学检查：有核细胞数量增多，以中性粒细胞为主，查见胞内菌（图4-39）；抗酸染色未检出抗酸杆菌；革兰染色查见革兰氏阴性杆菌（图4-40）；依据细胞形态分析，考虑为细菌性关节炎。

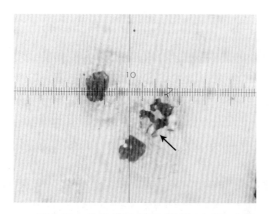 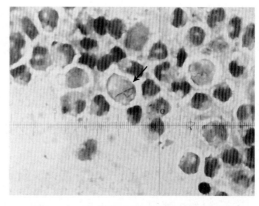

图4-39　胞内菌（箭头所指）（瑞-吉染色，×1000）

图4-40　胞内菌（箭头所指）（革兰染色，×1000）

三、病例分析

患者人工全膝关节置换术后，关节腔积液检出革兰氏阴性杆菌，结合关节腔积液其他检验，提示细菌感染。另外由于细菌代谢需要消耗葡萄糖，导致关节腔积液中葡萄糖含量的下降。

在关节腔积液标本中检出胞内菌，可以提示细菌感染，可做微生物培养鉴定致病菌，便于临床尽早做出诊断，选择正确的治疗方法。

四、知识拓展

假体周围关节感染（periprosthetil joint infection，PJI）是人工关节置换术后最严重的并发症之一。人工关节置换术后假体周围感染，会对手术效果及患者的生存质量产生巨大影响。

【病因】

人工关节置换术后假体周围感染的发病，通常是由包括患者（易感人群）因素、致病菌株以及手术和人工关节假体3个方面因素相互作用、相互影响导致的。

【症状及体征】

假体周围感染患者中，大多数属于慢性感染（人工关节置换术90天后发病）。患者早期多表现为疼痛、发热等症状，人工关节置换术后恢复期内非假体周围感染患者也可能出现上述症状，因此缺乏特异性。当感染加重时，可出现关节肿胀、局部或全身发热、静息痛或夜间痛、切口破溃及窦道等症状。

【治疗与预防】

对于假体周围感染的治疗，仍以翻修手术为主，目前缺乏能够达到良好治疗预期的保守治疗方法。精确的血糖管理、术前术后对患者进行适当的体重管理、纠正各种原因导致的营养不良及贫血、积极治疗代谢综合征以及对主动吸烟患者进行戒烟管理，对于降低假体周围感染的发生率至关重要。

第四节　风湿性疾病

▶ 病例一　类风湿关节炎（一）

一、病例资料

主诉：患者，女，56岁，"反复多关节肿痛20年余"收入院。

现病史：患者于20年前无明显诱因出现双手近端指间关节及掌指关节肿痛，活动不利，5年前曾于外地就诊，考虑"类风湿关节炎"，予以抗风湿调节免疫、抗炎镇痛治疗，症状好转。关节症状时有反复，逐渐累及双肘、双腕、双膝、双踝、双足趾关节。考虑"类风湿关节炎"，收入院治疗。

查体：T 36.5 ℃，P 78次/分，R 20次/分，BP 151/91mmHg，双肘关节无肿胀，屈曲固定畸形，压痛，关节活动受限；双腕、双掌指、双近端指间关节稍肿胀，轻压痛，关节活动稍受限；双膝关节肿胀，压痛，关节活动稍受限；双踝关节稍肿胀，轻压痛，关节活动无受限；双足趾关节无肿胀，轻压痛，关节活动无受限；双小腿见数条蚯蚓状静脉丛。

二、辅助检查

1.实验室检查　白细胞$7.78×10^9$/L；类风湿因子185.9U/ml（↑），抗环瓜氨酸肽抗体380.2U/ml（↑），C反应蛋白17.93mg/L（↑），关节腔积液培养未见异常。

2.影像学检查　CT检查：双手、腕关节骨质符合类风湿关节炎改变；MRI检查：右膝骨性关节炎，内外侧半月板退变，髌上囊大量积液；右膝内侧副韧带及半膜肌滑囊少量积液。

3.关节腔积液检查

（1）常规检查：淡红色、浑浊；有核细胞18 540×10⁶/L（↑），中性粒细胞比例86%（↑），红细胞425×10⁶/L（↑）。

（2）生化常规：蛋白50.3g/L（↑），类风湿因子366.5IU/ml（↑），淀粉样蛋白A 16.5mg/L（↑），腺苷脱氨酶31.0U/L（↑）。

（3）细胞学检查：涂片有核细胞数量增多，以中性粒细胞为主，查见类风湿细胞（图4-41、图4-42）。依据细胞形态分析及其他检查，考虑为类风湿关节炎。

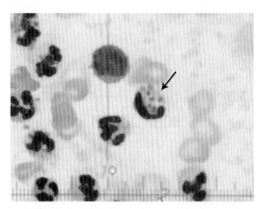
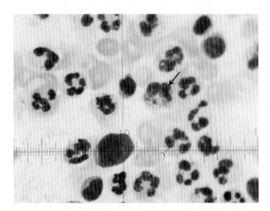

图4-41　有核细胞增多，以中性粒细胞为主，可见大量类风湿细胞（箭头所指）（瑞-吉染色，×1000）

图4-42　类风湿细胞（箭头所指），中性粒细胞内的吞噬物，体积大，呈紫红色（瑞-吉染色，×1000）

三、病例分析

本例患者血清检查类风湿因子、抗环瓜氨酸肽抗体均有升高，影像学检查示双手、腕关节骨质均符合类风湿关节炎改变，诊断明确。另外在本例类风湿关节炎患者的关节腔积液中查见了类风湿细胞，往往提示预后不良。患者在入院期间予以抗炎镇痛和抗风湿治疗，症状明显好转后出院。

▶ 病例二　类风湿关节炎（二）

一、病例资料

主诉：患者，男，65岁，主因"多关节肿痛间断发作10余年，加重2个月伴双下肢水肿7天"收入院。

现病史：2个月前患者无明显诱因出现双膝关节肿痛加重，右膝疼痛明显，左膝腘窝肿痛，上下楼及蹲起困难；7天前出现双下肢轻度凹陷性水肿，为求进一步诊治住院。

查体：T 36.3℃，P 88次/分，R 16次/分，BP 119/69mmHg。双肺呼吸音清，未闻及干、湿啰音。双下肢轻度水肿。神经系统查体：生理反射存在，病理反射未引出。舌暗红，舌苔薄黄，脉弦。全身皮肤黏膜光滑完整，未见皮疹、皮下结节及溃疡。双膝关节肿胀压痛伴活动轻度受限，双膝骨摩擦音（＋），浮髌试验（＋），左侧腘窝肿胀压痛。

二、辅助检查

1.实验室检查　血常规：白细胞7.37×10^9/L，中性粒细胞比例72.3%；C反应蛋白30.76mg/L（↑）；抗链球菌溶血素O 56.0IU/ml，类风湿因子434.6IU/ml（↑）；红细胞沉降率12mm/h；抗环瓜氨酸肽抗体＞500.00U/ml（↑）；降钙素原0.085ng/ml（↑）；抗角蛋白抗体（＋）；抗核周因子（＋）；抗核抗体（核均质型）1:100（＋），结核抗体（±）；痰培养出肺炎克雷伯菌。

2.影像学检查

（1）双膝关节X线：双膝关节退行性变，双膝关节周围软组织肿胀，密度增高，左膝为著，滑膜炎？建议进一步检查。

（2）左膝关节MRI：①滑膜增厚，与2年前相比，原髌上囊、腘窝囊肿滑膜增厚减轻；②胫骨近端边缘区多发小片异常信号，炎性骨质侵蚀可能，原胫骨踝间嵴骨髓水肿吸收，胫骨近端边缘区异常信号较前增多，上述符合类风湿关节炎改变；③内、外侧半月板变性、退变（Ⅲ度），较前新发，内侧半月板前角略前移、外侧半月板前角变性，内侧半月板后角异常信号范围增大，新累及关节囊；④胫侧副韧带损伤；⑤膝关节积液，髌上囊及关节腔积液较前部分吸收减少；⑥膝关节退行性改变。

（3）髋关节磁共振：双侧髋关节退变，双侧股骨颈滑膜疝。

（4）膝关节超声：左侧膝关节积液、退行性病变、左侧腘窝囊肿，右侧膝关节积液、退行性病变。

3.关节腔积液检查

（1）常规检查：淡黄色、浑浊；有核细胞计数1500×10^6/L（↑），红细胞计数180×10^6/L（↑）。

（2）细胞学检查：涂片有核细胞数量增多，有核细胞分类：巨噬细胞30%，中性粒细胞60%，淋巴细胞10%；胆固醇结晶（3＋/LP）（图4-43～图4-52），脂肪滴（＋）。该病例关节腔积液中出现胆固醇结晶，考虑为类风湿关节炎所致，请结合临床及相关检查，进一步诊断。

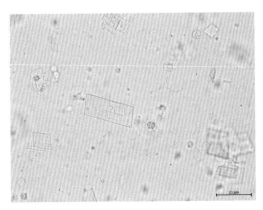

图4-43　胆固醇结晶，薄层片状或呈弧形（未染色，×400）

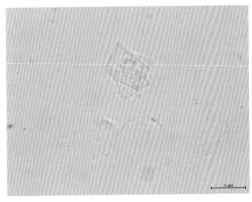

图4-44　胆固醇结晶，相互堆叠（未染色，×400）

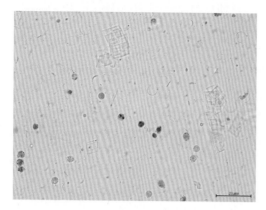

图4-45　胆固醇结晶，结晶不着色（SM染色，×400）

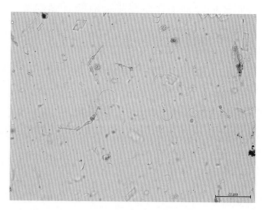

图4-46　胆固醇结晶，薄层片状（苏木素染色，×400）

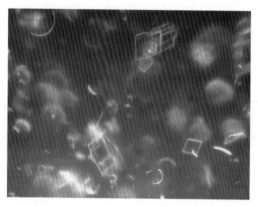

图4-47　胆固醇结晶，边缘有折光性（暗视野，×400）

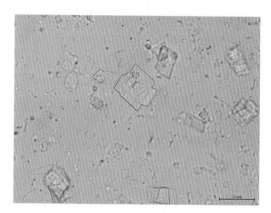

图4-48　胆固醇结晶（相差显微镜，×400）

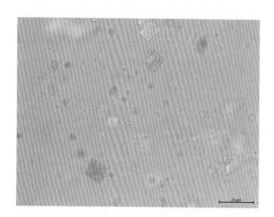

图4-49　胆固醇结晶（偏振光显微镜，×400）

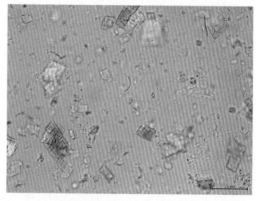

图4-50　胆固醇结晶（偏振光显微镜，×400）

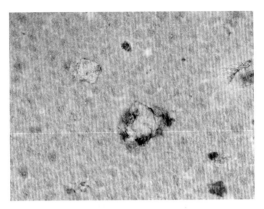

图4-51 胆固醇结晶（瑞-吉染色，×1000）

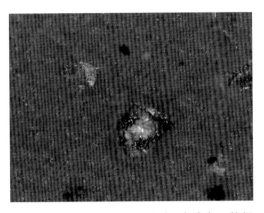

图4-52 胆固醇结晶（瑞-吉染色，偏振光显微镜（未进行颜色补偿），×1000）

三、病例分析

患者以多关节肿痛间断发作10余年，加重2个月伴双下肢水肿7天入院。关节腔积液呈黄色浑浊，有核细胞明显增高，以中性粒细胞和巨噬细胞为主，可见大量胆固醇结晶，提示关节存在长期慢性持续性的滑膜炎症，形成的积液时间较长，未及时处理及治疗。当积液内的胆固醇处于超饱和状态时，即有部分凝聚析出呈结晶状态。

患者血清C反应蛋白、类风湿因子和抗环瓜氨酸肽抗体明显增高，左膝关节MRI显示滑膜增厚，胫骨近端边缘区多发小片异常信号，符合类风湿关节炎的诊断，肺叶多部位出现纤维索条和肺气肿，符合类风湿肺病的影像学表现，关节腔积液中出现多种形态的胆固醇结晶支持类风湿关节炎的诊断。

▶ 病例三 类风湿关节炎（三）

一、病例资料

主诉：患者，男，57岁，因"双腕关节肿胀、疼痛5天"入院。

现病史：患者自述5个月前无明显诱因出现双腕关节肿胀、疼痛，遇劳累、阴雨天加重，渐及左肩、左踝、双膝关节肿胀、疼痛，就诊于当地，类风湿因子阳性，诊断为"类风湿关节炎"，未诊治症状反复。在院内行抗炎镇痛、抗风湿治疗后症状改善出院，后未随诊，自行停药，5天前出现双腕、双手第二掌指关节、右膝关节肿痛，活动受限；3天前发热、恶心欲呕、腹泻而就诊。

查体：双腕关节稍肿胀，皮色不变，皮温稍高，5天前无明显原因出现左侧胸部及左侧上臂簇状疱疹，疼痛剧烈，在当地诊所诊断"带状疱疹"，予以外用药及口服药治疗后效果欠佳，屈腕试验阳性，双手第二掌指关节稍肿胀，皮色不红，皮温稍高，压痛，活动受限，右膝关节肿胀，皮色不红，皮温高，压痛，关节活动受限，浮髌试验阳性。

二、辅助检查

1.实验室检查　C反应蛋白317.46mg/L（↑）；血常规：白细胞$7.71×10^9$/L，中性粒细胞比例78.3%（↑）；红细胞沉降率95mm/h（↑）；抗链球菌溶血素O56.0IU/ml，类风湿因子347.1IU/ml（↑），抗环瓜氨酸肽抗体405.9U/ml（↑）；降钙素原3.46ng/ml（↑）。

2.关节腔积液检查

（1）常规检查：黄色、浑浊；有核细胞78 430×10⁶/L（↑），中性粒细胞比例86%。

（2）细胞学检查：涂片有核细胞数量增多，以中性粒细胞为主，可见类风湿细胞（图4-53、图4-54）；依据细胞形态分析，考虑类风湿关节炎可能。

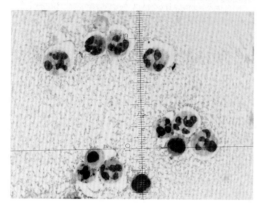
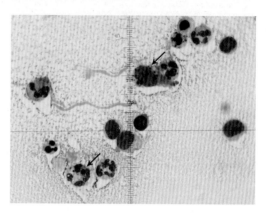

图4-53　有核细胞增多，以中性粒细胞为主，可见类风湿细胞（瑞-吉染色，×1000）

图4-54　类风湿细胞（箭头所指）（瑞-吉染色×1000）

三、病例分析

本例患者出现双腕关节肿胀、疼痛，遇劳累、阴雨天加重，渐及左肩、左踝、双膝，关节肿胀、疼痛等症状已有5个月，外院诊断为"类风湿关节炎"。入院后行细胞学检查，发现吞噬脂肪滴细胞和类风湿细胞。细胞吞噬脂滴常因营养障碍、感染、中毒和缺氧等引起。实验室检测抗环瓜氨酸肽抗体、类风湿因子增高，且患者多处关节肿胀、活动受限（病程超过6周），是类风湿关节炎的表现。

四、知识拓展

类风湿关节炎的关节腔积液中可见类风湿细胞，但类风湿细胞无特异性，因此若发现该类细胞并不能仅凭此而确诊类风湿关节炎，还应结合其他检查才能明确诊断。

▶ 病例四　类风湿关节炎伴偏瘫

一、病例资料

主诉：患者，女，69岁，主因"左侧肢体活动不利10个月，加重伴言语不清3个月"入康复医学科，因"类风湿关节炎"转入风湿免疫科。

现病史：患者于10个月前晨起时被家属发现不能言语、左侧肢体活动不利，无意识丧失、大小便失禁、恶心、呕吐等，随即送往市中心医院，完善相关检查考虑"脑梗死"，予住院治疗后病情平稳出院，其后反复于多处医院行康复治疗，左侧肢体活动较对侧差，可简单交流，可借助助行器适度步行。入院前3个月，患者双下肢乏力较前明显加重，伴言语不清、行走艰难，未予重视。门诊以"偏瘫"收入康复医学科时患者双下肢乏力，日常生活活动重度依赖。目前患者双膝关节肿胀疼痛伴皮温明显升高，压痛明显，有活动受限，因此转入风湿免疫科治疗。

查体：神志清楚，认知、记忆力、定向力、理解力检查不配合，查体欠合作，可简单对话，言语不清晰，语音低沉，颈软，双侧额纹对称存在，眼睑无下垂，双眼闭合正常，双侧瞳孔等大等圆，直径约0.25cm，对光反射灵敏，嘴角无明显歪斜。咽反射未查，肱二头肌反射（＋＋），肱三头肌反射（＋＋），桡骨骨膜反射（＋＋），左上肢肌力Ⅱ级，右上肢肌力Ⅴ级，双下肢肌力Ⅱ～Ⅲ级，双侧肢体肌张力不高，膝跳反射（2＋），跟腱反射（2＋），左侧病理征（＋），右侧病理征（－），双下肢无水肿。

二、辅助检查

1.实验室检查　C反应蛋白66.83mg/L（↑）；血常规：白细胞$7.71×10^9$/L，中性粒细胞比例78.3%（↑）；红细胞沉降率122.2mm/h（↑）；凝血试验：高敏血浆D-二聚体3.41mg/L（↑），血浆纤维蛋白（原）降解产物19.88μg/ml（↑）；生化常规：尿酸401μmol/L（↑），类风湿因子236IU/ml（↑），抗链球菌溶血素O＜100IU/ml；微生物：关节腔积液细菌涂片、真菌涂片、结核菌涂片均阴性。

2.影像学检查　头颅CT平扫：老年脑，脑内多发斑片稍低密度灶，建议头颅MRI进一步检查。双膝关节彩超：①双侧膝关节腔积液；②双侧膝滑膜增厚。

3.关节腔积液检查　细胞学检查：涂片有核细胞数量增多，以淋巴细胞为主（图4-55、图4-56），中性粒细胞偶见。提示或建议：淋巴细胞比例明显增高，未见异型细胞，请结合临床。

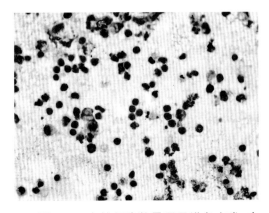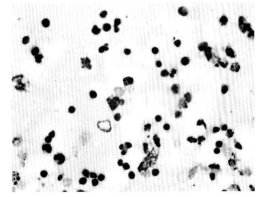

图4-55　有核细胞数量明显增多（瑞-吉染色，×1000）　　图4-56　白细胞以淋巴细胞为主（瑞-吉染色，×1000）

三、病例分析

患者因"类风湿关节炎"入风湿免疫科治疗，送检关节腔积液细胞学有核细胞增多，以淋巴细胞为主，提示存在免疫性损伤，支持临床类风湿关节炎诊断。

类风湿关节炎是全身性自身免疫病，任何年龄均可发生，发病高峰在30～50岁，女性患者多见。临床特征主要是手、腕关节等小关节受累，呈对称性、持续性及多发性关节炎。类风湿关节炎实验室指标需关注红细胞沉降率、C反应蛋白、类风湿因子、抗环瓜氨酸肽抗体的数值。关节腔积液细胞学成熟淋巴细胞增多见于免疫性损伤，如类风湿性关节炎、红斑狼疮性关节炎、骨性关节炎、系统性硬化症或结核性关节炎等。

四、知识拓展

【病因】

类风湿关节炎的病因尚未完全明确，发病机制极为复杂，不同类型的类风湿关节炎其病因不尽相同，即使在同一类型中也存在异质性。遗传、激素、环境等因素参与类风湿关节炎发病。本病好发于病毒感染者、性激素异常者、吸烟人群、直系亲属有类风湿关节炎病史者。

【症状及体征】

类风湿关节炎是一种主要侵犯关节，以慢性、对称性、周围性多关节炎性病变为主要特征的全身性自身免疫病。类风湿关节炎典型症状为关节疼痛、肿胀、晨僵、畸形。发病的关节最常见于近侧的指间关节，随着疾病的进展，会出现关节肿胀，此时患者的主动和被动关节活动均会受到限制，受累关节出现脱位或半脱位，外观看起来有关节畸形。有10%～15%的患者出现"类风湿结节"。

【治疗与预防】

类风湿关节炎目前尚不能治愈，为终身性疾病，需要终身间歇性治疗。早期诊断、早期治疗、达标治疗和严密监测对缓解症状、延缓病情进展，减少残疾发生，尽可能维护关节功能，改善患者的生活质量非常重要。

▶ 病例五　风湿性疾病

一、病例资料

主诉：患儿，男，6岁，主因"右膝部肿痛6月余"收入院。

现病史：患儿无明显诱因出现右膝部肿痛不适，伴跛行，晨僵明显，无关节游走性疼痛，无伴畏寒发热，无低热盗汗，无咳嗽咳痰，无咽喉疼痛，余关节无类似症状，在麻醉下行"右膝关节取病理术"。病理结果回报：考虑风湿性疾病，倾向未分化脊柱关节病或风湿性关节炎。

查体：神志清楚，舌暗红，苔少，脉涩，右膝部切口愈合，右膝部皮肤无发红，仍有肿胀，肤温正常，各趾活动正常，末梢血供及感觉良好。

二、辅助检查

1.实验室检查　C反应蛋白15.2mg/L（↑）；红细胞沉降率85mm/h（↑）；血浆纤维蛋白（原）降解产物10.47g/L（↑）；抗核抗体（＋）；关节腔积液培养阴性。

2.影像学检查　右侧膝关节滑膜增厚，伴膝关节腔、髌上囊、腓肠肌内侧头－半膜肌滑囊积液。建议穿刺病理检查。

3.彩超检查　右膝关节积液，滑膜增生。

4.关节腔积液检查

（1）常规检查：红色，浑浊；有核细胞计数12 580×10^6/L（↑），中性粒细胞比例56%（↑）。

（2）生化检查：总蛋白60.7g/L（↑）；腺苷脱氨酶57.7U/L（↑）。

（3）细胞学检查：涂片有核细胞数量增多，以中性粒细胞为主，可见滑膜细胞、淋巴细胞和狼疮细胞（图4-57、图4-58）；依据细胞形态分析，考虑风湿性疾病，建议加查血清抗核抗体。

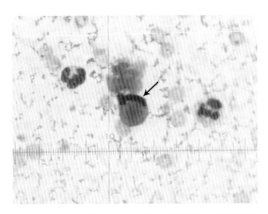

图4-57　狼疮细胞（箭头所指），中性粒细胞吞噬粉红色均匀体（瑞-吉染色，×1000）

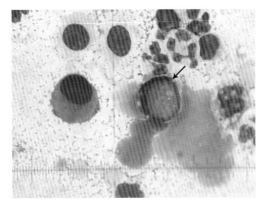

图4-58　狼疮细胞（箭头所指），背景可见滑膜细胞（瑞-吉染色，×1000）

5.病理检查　符合滑膜慢性炎症伴急性期改变，考虑风湿性疾病，倾向于未分化脊柱关节病或类风湿关节炎，请结合临床和其他实验室检查。

三、病例分析

该患者关节腔积液检查白细胞升高，查见狼疮细胞，不排除系统性红斑狼疮可能。狼疮细胞可见于系统性红斑狼疮（SLE）、自身免疫病、慢性活动性肝炎、结核等，以系统性红斑狼疮多见。结合该患者临床表现及其他检查，最终确诊为风湿病。

四、知识拓展

风湿病是一种侵犯关节、骨骼、肌肉、血管及有关软组织或结缔组织为主的疾病，其中多数为自身免疫病。系统性红斑狼疮属于超敏反应，是血管壁内生抗原与自身抗体结合形成复合物沉淀，致补体活化，炎症反应引起的临床表现复杂，确诊需要结合患者的临床症状和相关实验室检查综合判断。以往认为查见狼疮细胞可提示系统性红斑狼疮，在实际工作中我们发现它并不特异。若关节腔积液涂片检查时找到狼疮细胞，需要完善相关检查，为进一步诊断提供强有力的依据，以便于临床及时干预治疗。

第五节　肿瘤性关节腔积液

▶ 病例一　关节腔积液检查助力恶性肿瘤确诊

一、病例资料

主诉：患者，男，63岁，以"骨痛6个月，晕厥1小时"入院。

现病史： 患者述6个月前无明显诱因出现全身骨骼疼痛，以腰背部、下肢关节疼痛为著，当地医院行X线检查后以"腰椎间盘突出症"治疗，疗效差，后行针灸治疗一周后下肢疼痛加剧，于当地医院行腰椎磁共振，提示：①椎间盘膨出；②椎体多发异常信号，考虑骨髓瘤可能。血常规提示贫血（血红蛋白74g/L），肿瘤标志物：CA153明显升高（447U/ml），前列腺酸性磷酸酶＞100mg/ml、前列腺特异抗原PSA＞400ng/ml，均明显增高，其余肿瘤标志物未见明显异常。进一步行泌尿系统彩超提示前列腺未见明显异常。

患者本次发病以来，精神差、体力差，饮食欠佳，睡眠一般，体重近6个月下降约10kg。患者既往无高血压、糖尿病、冠状动脉粥样硬化性心脏病，无肝炎、结核等传染病，无重大手术及外伤史。

二、辅助检查

1. 实验室检查 血常规：红细胞2.37×10^{12}/L（↓），血红蛋白63g/L（↓）；C反应蛋白186.60mg/L（↑）；红细胞沉降率49mm/h（↑）；凝血试验：血浆纤维蛋白原5.30g/L（↑），D-二聚体3.93mg/L（↑），血浆纤维蛋白（原）降解产物95.23μg/ml（↑）；生化常规：白蛋白35.4g/L（↓），天冬氨酸氨基转移酶77U/L（↑），碱性磷酸酶594U/L（↑），乳酸脱氢酶404U/L（↑），铁蛋白3063ng/ml（↑）。

2. 影像学检查 胸部CT扫描未见异常，颈椎、腰椎、胸椎可见退行性改变。

3. 关节腔积液检查

（1）常规检查：淡红色、浑浊，有轻微凝块形成。

（2）细胞学检查：涂片可见大量红细胞、中性粒细胞偶见。可见较多成团分布的细胞团，其胞体较大，形态不一，边界不清，呈巢状分布；胞核形态多样，可见核仁；胞质量较丰富，着灰蓝色，呈云雾状，易见空泡；依据细胞形态分析，考虑为肿瘤细胞（图4-59、图4-60）。

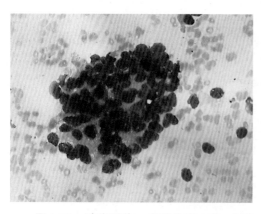

图4-59 肿瘤细胞，成团分布（瑞-吉染色，×400）

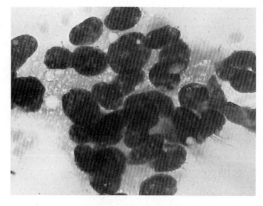

图4-60 肿瘤细胞，细胞边界不清，染色质致密（瑞-吉染色，×1000）

三、病例分析

关节腔积液中肿瘤细胞较少见，可以是原发，也可以是来源于其他原发性肿瘤的转移。此患者以全身骨骼疼痛为首发症状的，关节腔积液细胞形态学检查发现可疑肿瘤细胞，立即与临床沟通，为临床快速诊断提供有力证据。通过此病例，提示细胞学检查人员应在充分了解患者病情的情况下，综合分析可能出现的细胞，带着疑问去涂片中寻找证据，全片浏览这样才能避免漏诊和误诊，以免延误患者病情，为患者提供一份更精准的细胞学报告单。

▶ 病例二 关节腔积液发现恶性细胞的结肠癌骨转移

一、病例资料

主诉：患者，男，85岁，因"右侧膝关节疼痛两月余，加重3天"收入院。

现病史：两个月前无明显诱因出现右侧膝关节疼痛伴局部肿胀、恶心、偶有呕吐、发热、咳嗽、咳痰、咽痛、心慌、胸闷等症状。曾就诊于外院治疗，查胸部CT提示左肺下叶炎症。查膝关节超声提示关节腔积液、滑膜炎，疼痛缓解后出院。3天前再次出现右侧膝关节疼痛伴局部肿胀，现为求住院进一步治疗，门诊以"关节滑膜炎"收治住院。

查体：右下肢膝关节肿胀伴活动障碍，下肢可见凹陷性水肿，脊柱无压痛、叩击痛，双足背动脉搏动尚可。余肢体关节活动正常，感觉正常。

既往史：糖尿病、高血压20余年；5年前前列腺癌行"立波刀"治疗，术后放疗5次；1年前结肠癌切除手术，术后化疗6次；"磺胺类"药物过敏史，余系统回顾无明显异常。

二、辅助检查

1. **实验室检查** C反应蛋白179.05mg/L（↑）；血常规：白细胞9.43×10^9/L，中性粒细胞比例88.2%（↑）；尿常规：深黄色，酮体（＋），蛋白质（2＋），隐血（2＋），红细胞52/μl，查见病理管型；凝血试验：活化部分凝血活酶时间39.7秒（↑），血浆纤维蛋白原4.070g/L（↑），D-二聚体1.41mg/L（↑），血浆纤维蛋白（原）降解产物5.08μg/ml（↑）；生化常规：丙氨酸氨基转移酶151.4U/L（↑），天冬氨酸氨基转移酶132.9U/L（↑），γ-谷氨酰转肽酶2052U/L（↑），碱性磷酸酶1480U/L（↑），总蛋白46.5g/L（↓），白蛋白20.7g/L（↓），尿酸236μmol/L，空腹葡萄糖12.39mmol/L（↑），抗链球菌溶血素O 13IU/ml，类风湿因子16.2IU/ml；血清肿瘤标志物：CEA 935.66ng/ml（↑），CA19-9 7689.1U/ml（↑），CA 724 115.79U/ml（↑），CA242＞2000U/ml（↑），CA50＞900U/ml（↑）；心肌标志物：肌红蛋白93.32ng/ml（↑），高敏肌钙蛋白T 58.2pg/ml（↑）；血清电解质：钾3.41mmol/L（↓），钙2.05mmol/L（↓）；细菌毒素动态定量检测内毒素脂多糖33pg/ml（↑）。

2. **影像学检查** 见图4-61。

3. **关节腔积液检查**

（1）常规检查：橘红色、浑浊、黏稠度低，有核细胞30～35/HPF（↑），红细胞

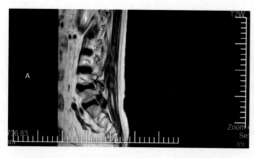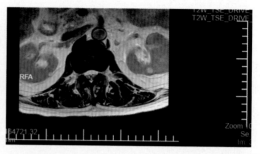

图 4-61　磁共振平扫 1.5T：提示腰椎退行性变；腰椎序列不稳；T2/3、T3/4、T4/5、T5/S1 椎间盘膨出并双侧椎间孔变窄；T4/5 水平椎管变窄；腰背部筋膜及 T3/4、4/5 棘间韧带炎

145～150/HPF（↑）。

（2）生化检查：总蛋白 33.9g/L，葡萄糖 2.39mmol/L（↓），乳酸脱氢酶 452.2U/L，腺苷脱氨酶 29.40U/L；关节腔穿刺液肿瘤标志物：高速离心后取上清液，用生理盐水稀释检测 CA19-9 1774.6U/ml（↑），CA242 575.21U/ml（↑）。

（3）细胞学检查：涂片有核细胞数量增多，可见成团细胞，细胞边界不清，胞质染灰蓝色，胞核大，染色质致密，核仁明显（图 4-62、图 4-63）；依据细胞形态分析，考虑为肿瘤细胞。

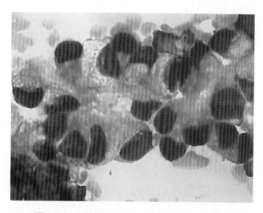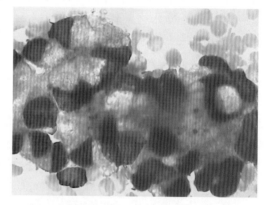

图 4-62　肿瘤细胞，成团分布（瑞-吉染色，×1000）　　图 4-63　肿瘤细胞（瑞-吉染色，×1000）

三、病例分析

患者右侧膝关节疼痛两月余，再发 3 天入院。生化指标中 γ-谷氨酰转肽酶、碱性磷酸酶增高，肿瘤标志物 CA19-9、CA242 等异常增高，关节腔积液细胞学查见异常细胞团，考虑为恶性细胞，结合患者 1 年前结肠癌手术史，考虑结肠癌骨转移可能性大。

四、知识拓展

骨髓中的血管为独特的窦状系统，其血供丰富，为癌或瘤转移的好发场所之一，肿瘤细胞的侵袭扰乱了正常的关节腔内环境，出现了渗出或血性关节腔积液。恶性肿瘤通过血行播散或直接侵犯向骨关节转移，其临床表现复杂多样，甚至出现原发灶不明而以骨痛、关节疼痛为首发临床表现的现象。前列腺癌是最常见的引发骨转移的肿瘤。

骨痛是大多数已经确诊恶性肿瘤骨转移患者的主要症状，骨痛的发生机制可能为癌细胞浸润使骨内张力增高或破坏骨皮质和骨髓所致。血清碱性磷酸酶水平是提示骨转移患者预后的一个有用的生物学指标。

▶ 病例三 关节腔积液中发现骨肉瘤细胞

一、病例资料

主诉：患者：男，19岁，因"右股骨恶性肿瘤1个月，完成化疗3周"收入院。

现病史：患者自述2023年7月中旬无明显诱因出现右膝关节疼痛伴活动受限，未予重视，8月10号摔伤致上述症状加重，后于当地县医院就诊，查X线片示：右侧股骨下段髓腔内见团状高密度影。查右膝关节CT示：①右侧股骨下段（邻近踝部）骨质内"蘑菇云"状混杂密度肿块影，肿块向下延伸至骨骺，邻近骺板不连续，肿块邻近骨皮质毛糙，局部见骨质缺损区，见骨膜反应，股骨下端周围软组织内软组织肿块影，其内瘤软骨影，考虑恶性占位性病变，成骨性骨肉瘤可能性大；②右膝关节腔少量积液。于2023年8月30日行右股骨经皮穿刺活检术，术后病理示：符合普通型骨肉瘤（成骨细胞型），目前已完成3个周期化疗，现患者及家属为求进一步治疗，以"股骨恶性肿瘤（右侧）"收入院。

查体：入院检查：T 36.5℃，P 60次/分，R 19次/分，BP 120/70mmHg，神志清楚，精神可，心肺腹无特殊。脊柱未见明显畸形，左下肢未见明显畸形，右膝周未见明显肿胀，活动受限，右膝关节周围压痛（＋）、叩击痛（＋），双下肢肌力、肌张力正常，右下肢皮肤感觉、血供未见明显异常，生理反射存在，病理反射未引出。

二、辅助检查

1. **实验室检查** C反应蛋白10.65mg/L（↑）；血常规：白细胞4.92×10⁹/L，血小板357×10⁹/L（↑）；红细胞沉降率16mm/h（↑）；生化常规：β_2微球蛋白2.85mg/L，丙氨酸氨基转移酶：51U/L（↑），碱性磷酸酶（化疗前）372U/L（↑），碱性磷酸酶（化疗后）170U/L（↑）。

2. **影像学检查** CT：①右侧股骨下段骨质内混杂致密影，肿块向下延伸至关节面，邻近骺板不连续，肿块邻近骨皮质毛糙，局部见骨质缺损区，见骨膜反应，周围见骨块影，诸骨骨质密度减低，考虑成骨骨肉瘤。②右膝关节腔少量积液。磁共振DWI：右侧股骨中上段多发异常强化结节、团块，结合强化及病史，多考虑骨肉瘤跳跃转移。

3. **病理检查** （右股骨远端）结合临床、影像学资料，符合普通型骨肉瘤，成骨细胞型。B91179-1：CD34（血管＋），CD56（－），CDK4（＋），MDM-2（－），P53（ns），SATB2（＋），Ki-67（＋，约30%）。

4. **关节腔积液检查**

（1）常规检查：淡黄色、微浑；有核细胞120×10⁶/L（↑），红细胞10×10⁶/L（↑）。

（2）细胞学检查：涂片有核细胞数量少，可见少量异常细胞，该类细胞胞体偏大，核偏位，核仁隐约可见，胞质着深蓝色，可见细小空泡，结合病理考虑为肿瘤细胞（图4-64、图4-65），请结合临床及相关检查，进一步诊断。

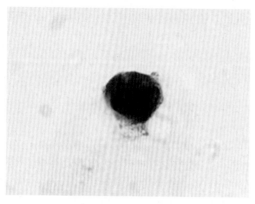

图4-64　骨肉瘤细胞（瑞-吉染色，×1000）

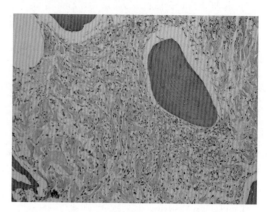

图4-65　组织切片考虑骨肉瘤（HE染色，×40）

三、病例分析

骨肉瘤是骨恶性肿瘤中最多见的一种。传统的骨肉瘤可以发生于任何年龄，但是最常见的是年轻人，好发于10～20岁，60%的病例发生在25岁之前。好发部位为股骨远端、胫骨近端和肱骨近端。此患者年仅19岁，病变发生于右侧股骨下段，且肿瘤侵入骺板，穿透骨骺或关节，引起关节腔积液。患者碱性磷酸酶的增高，有助于骨肉瘤的诊断。

四、知识拓展

【病因】

骨肉瘤细胞异常增殖的发病原因尚不明确。目前认为病毒感染、化学物质、电离辐射、基因突变等可能与骨肉瘤发病有关。

【症状及体征】

患者初期最常见的症状是疼痛和肿胀，最初期的疼痛多为间断性。随着病情进展，疼痛程度逐渐加剧，多发展为持续性疼痛，夜间尤重，休息、制动、一般镇痛药无法缓解。随后，疼痛部位可触及肿物，可伴有周围关节活动受限。

【治疗与预防】

目前骨肉瘤治疗方案主要由术前化疗、手术切除病灶和术后化疗三部分组成。对于骨肿瘤患者，手术治疗（截肢或保肢手术）仍是骨肉瘤治疗的主要方式。手术的目的在于尽可能将病灶完整切除，同时最大限度地保留功能。

▶ 病例四　肿瘤性钙盐沉着症

一、病例资料

主诉： 患者，女，11岁，"发现右膝部肿物1周"收入院。

现病史：右膝关节肿胀，局部压痛，质硬，推之可微动，与周围软组织无粘连，右膝关节活动受限。右髌骨前外侧可及一4.0cm×5.0cm的肿物，中央皮肤薄，可见白色物质，局部肤温正常，肤色不红。入院行"右膝部肿块切除＋取病理术"。

二、辅助检查

1.**实验室检查** 关节腔积液钙4.44mmol/L（↑），磷2.57mmol/L（↑）。

2.**影像学检查** ①MRI检查：右膝关节外前方皮下脂肪层内多发钙化灶；少量膝关节腔积液。②CT检查：右膝关节外前方软组织皮下脂肪层内多发钙化灶，考虑良性病变，钙化性上皮瘤可能。③DX检查：右膝关节外前方软组织内多发钙化灶，考虑良性病变。

3.**彩超检查** 右膝关节软组织内实性占位，考虑：①钙化性上皮瘤？②软骨肉瘤待排。

4.**关节腔积液检查**

（1）常规检查：豆渣样、浑浊，凝固，脂肪滴（2＋/LP），白细胞未测，红细胞未测。

（2）细胞学检查：穿刺物为白色豆渣样，光学显微镜下查见羟磷灰石结晶（图4-66）；依据细胞形态分析，考虑为羟磷灰石钙盐沉积。

5.**病理报告特征及提示** 送检纤维组织多灶的小片状，颗粒状钙化灶，周围环绕增生的单核细胞，多核巨细胞，纤维母细胞，考虑活动期肿瘤性钙盐沉着症。

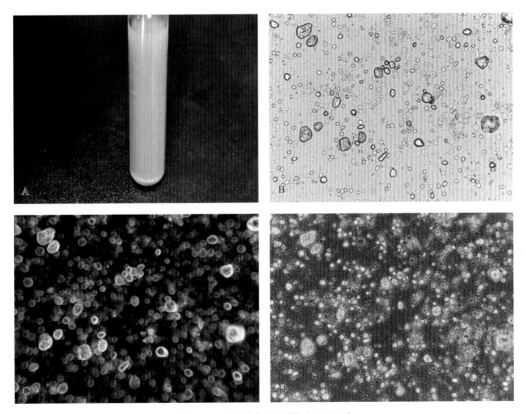

图4-66 羟磷灰石结晶（×400）
A.沉淀为灰白色；B.未染色；C.暗视野；D相差显微镜镜检

三、病例分析

患者的穿刺物为白色豆渣样或膏状物，结合患者临床表现、影像学检查及关节腔积液细胞形态学查到羟磷灰石结晶，考虑羟磷灰石钙盐沉积引起的肿物，建议临床进一步诊治。

四、知识拓展

肿瘤性钙盐沉着症（tumoral calcification，TC）是1943年由Lnclan首次命名，随后还出现钙化滑囊炎、钙化胶原溶解病、钙化性肉芽肿、脂肪钙质肉芽肿病、钙化性内皮瘤等多种不同的名称。肿瘤性钙盐沉着症是一种良性病变，临床表现主要为大关节周围钙盐沉着，产生与肿瘤相似的结节性肿块。目前该病的致病原因未明确，有文献报道主要为代谢异常或外伤造成的钙盐沉积，属于肿瘤性钙盐沉积且无定形，周边围绕反应性的异物巨细胞与组织细胞。该病可分非活动期与活动期。病理检查：非活动期见无定形的或颗粒状的钙化物质，周围被致密结缔组织所包绕。在同一病例中两期改变可并存。活动期，病灶中央有颗粒样或无定形钙化物，周围存在慢性炎细胞、多核破骨细胞样与活跃增生的巨噬细胞。此病例为活动期肿瘤性钙盐沉积症。

第六节　其他关节腔积液

▶ 病例一　骨折性关节腔积液

一、病例资料

主诉：患者，女，82岁，因"摔伤致左膝部肿痛2小时"收入院。

现病史：患者自述于2小时前走路时滑倒致左膝部肿痛不止，伤后左膝关节活动障碍。活动左膝关节或碰触左膝部时疼痛加重，静息减轻。X线检查示"左髌骨骨折"，为进一步治疗，急诊收住入院。

查体：T 37.7℃，P 86次/分，R 18次/分，BP 196/93mmHg，神志清楚，精神可，心肺腹无特殊。脊柱无畸形，椎旁软组织无肿胀。骨盆挤压、分离试验（－）。左膝关节肿胀明显，膝关节前侧淤青，压痛。可触及髌骨断端骨擦感，左膝关节屈伸等活动受限，侧方应力试验、抽屉试验、麦氏试验阴性。肢端末梢循环良好，感觉正常无麻木。余肢体关节活动、感觉正常。

二、辅助检查

1. 实验室检查　C反应蛋白10.78mg/L（↑）；红细胞沉降率20mm/h；凝血试验：D-二聚体：0.64mg/L（↑）；生化常规：尿素9.10mmol/L（↑），肌酐143μmol/L（↑），葡萄糖6.5mmol/L（↑），总胆固醇7.74mmol/L（↑），尿酸326μmol/L，总蛋白63.4g/L（↓）；关节腔积液培养阴性。

2. 影像学检查　X线提示：髌骨轴位片（左），膝关节正侧位（左），左髌骨骨折伴内侧软组织损伤，髌上囊积血，必要时行CT检查。

3.关节腔积液检查

（1）常规检查：红色、浑浊；有核细胞1460×10⁶/L（↑），红细胞359 700×10⁶/L（↑）。

（2）细胞学检查：涂片有核细胞量中等，以巨噬细胞为主，可见较多吞噬脂肪滴的巨噬细胞（图4-67），脂肪滴苏丹Ⅲ染色（＋）（图4-68），可见较多红细胞，未见细菌、真菌、结晶及其他特殊异常细胞。依据细胞形态分析，符合骨折后关节腔积液细胞形态学改变。

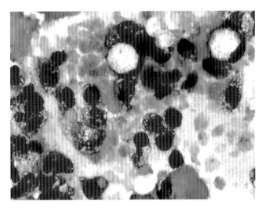

图4-67 吞噬脂肪滴的巨噬细胞（瑞-吉染色，×1000）

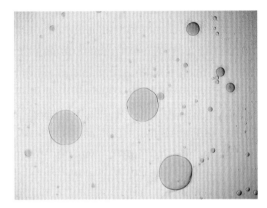

图4-68 脂肪滴（苏丹Ⅲ染色，×1000）

三、病例分析

患者因骨折入院，可见较多吞噬脂肪滴的巨噬细胞及体积巨大的脂肪滴。当外伤或者关节囊内骨折时，从骨髓腔或撕裂的骨膜处溢出的脂肪组织和血液会同时进入关节腔内。该患者入院后经左膝石膏托外固定、消肿治疗后，左膝仍肿胀明显，查体左膝浮髌试验（＋），考虑非手术治疗血肿吸收缓慢，行左膝穿刺术，共穿刺出血性积液55ml，术后继续消肿镇痛等对症支持治疗好转后出院。

四、知识拓展

【病因】

骨折性关节腔积液通常是由于关节受创伤后发生关节囊内骨折，断端骨髓内的脂肪组织和血液及周围软组织挫伤渗液流入关节腔内。一般认为，关节腔积液是诊断关节囊内骨折的可靠征象。

【症状及体征】

骨折性关节腔积液关节腔渗出量明显增多，有时可达50ml。关节内骨折的症状体征显著，其中疼痛尤为突出。关节内骨折早期的炎症反应及晚期的创伤性关节炎，均可出现疼痛、酸胀不适，程度及持续时间不尽相同，并有可能引起其他问题。

【治疗与预防】

关节内骨折的治疗原则：加强内固定；干骺端的骨缺损应予以植骨，纠正干骺端力线。

▶ 病例二　股骨头坏死

一、病例资料

主诉：患者，女，49岁，因"左髋关节保髋术后9月余，患者自述关节疼痛逐渐加重，活动时明显，稍休息后好转"定期门诊复查。

现病史：患者一年半前因长期服用激素后出现双髋关节疼痛，右边甚，伴有行走不便，当时无明显晨僵，无发热寒战及腹痛腹泻等不适，后进行保髋治疗，效果良好，1年前患者出现双髋关节疼痛加重，右侧甚，伴有行动受限，站立动作时疼痛明显，右腹股沟牵扯痛，无明显双下肢麻木疼痛等不适，为求进一步治疗，收住入院，诊断：①双侧股骨头无菌性坏死；②右股骨颈骨折"。2023年3月22日行"右人工全髋关节置换术＋左股骨头坏死病灶清除＋取自体髂骨植骨术"。出院后1个月患者限制负重下床活动后出现左髋关节疼痛伴活动不利，无明显双下肢麻木、恶寒发热等不适。后患者自述疼痛逐渐加重，活动时明显，稍休息后好转，每当疼痛时自行服用西乐葆，自觉疼痛稍好转，定期门诊复查。

查体：双髋周围压痛（＋），右侧明显，皮肤未见红肿溃破，右腹股沟区压痛（＋），右侧四字试验（＋），双下肢滚动试验（−），右侧屈髋屈膝内旋试验（＋），双下肢基本等长，右下肢屈髋肌力减弱约Ⅳ级，右下肢伸肌、屈肌肌力可，左下肢肌力正常，双下肢皮温正常，末梢血液循环感觉可，腱反射存在，病理反射未引出。

二、辅助检查

1. **实验室检查**　血常规：血红蛋白92g/L（↓）；甲状旁腺激素7.85pmol/L（↑）；生化常规：白介素-6 54.08pg/ml（↑）。关节腔积液培养阴性。

2. **影像学检查**　双髋关节CT：右髋关节人工置换术后改变，金属伪影干扰显示不清，左侧股骨颈术后改变。所见两侧髋关节对应关系可。骨盆正位示：右髋关节人工置换术后改变，左侧股骨颈术后改变。骨盆部分组成骨边缘可见轻度骨质增生，双侧骶髂关节、髋关节对称，关节间隙正常，关节面局部毛糙。周围软组织内未见明显异常改变。

3. 关节腔积液检查

（1）常规检查：乳白色、浑浊；白细胞：偶见。

（2）细胞学检查：关节腔积液外观呈脓性，白细胞少量，涂片可见大量脂肪滴（图4-69～图4-72）。依据细胞形态分析，考虑股骨头坏死伴脂肪组织液化。

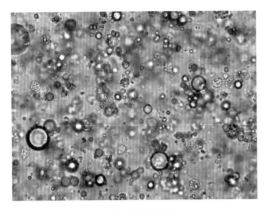

图4-69 脂肪滴（未染色，×400）

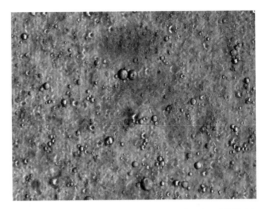

图4-70 脂肪滴（未染色，相差显微镜镜检，×400）

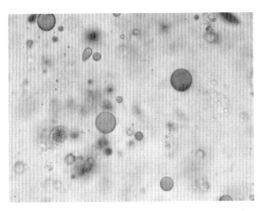

图4-71 脂肪滴（苏丹Ⅲ染色，×1000）

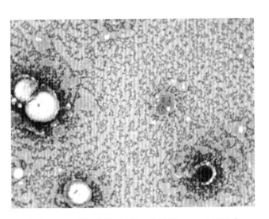

图4-72 脂肪滴（瑞-吉染色，×1000）

三、病例分析

患者反复左髋关节疼痛，数月前关节腔内注射玻璃酸钠以润滑关节和营养滑膜软骨，近期关节肿胀，疼痛加剧。关节穿刺后见疑似脓液的黏稠关节腔积液，临床最初怀疑穿刺导致的化脓性关节炎，但关节腔积液常规检查镜下可见大量脂肪球，白细胞少量，未见红细胞，病原学检查阴性，结合病史，考虑患者为左侧髋关节股骨头坏死导致的脂肪液化。

四、知识拓展

关节腔积液中的脂肪滴是由脂肪组织进入关节腔引起的，关节内骨折和外伤是脂肪从骨髓和血液渗漏到关节腔的最常见机制。关节腔滑膜、关节囊韧带结构和包膜内脂肪垫（如Hoffa脂肪垫）的创伤性破裂是关节内脂肪释放的其他罕见机制，此外医源性脂质关节病也是医源性关节腔脂质积液的原因之一。

▶ 病例三　退行性骨关节病关节腔积液滑膜细胞增多

一、病例资料

主诉：患者，女，77岁，主因"双膝关节疼痛1余年"收入院。

现病史：患者于1年前出现左膝关节肿胀疼痛，上下楼梯时较为明显，以膝关节内侧周围及髌骨为主。右侧膝关节肿胀明显，局部有压痛，皮温正常，以膝关节内侧、外侧及髌骨周围为主。无畏寒发热、无双下肢肢体麻木、无间歇性跛行，未予以特殊治疗，近半个月左膝关节疼痛明显加重，现患者为进一步治疗，拟"左膝关节骨性关节炎"收入院。

查体：入院检查：T 36.9℃，P 80次/分，R 18次/分，BP 114/77mmHg，神志清楚，精神可，心肺腹无特殊。左膝关节稍肿胀，局部有压痛，以膝关节内侧周围及髌骨为主，左股四头肌轻度萎缩，以股四头肌内侧为主，活动时有弹响声，膝关节屈伸活动度120°-0°，肤温正常；右侧膝关节正中可见陈旧性手术瘢痕，肿胀明显，局部有压痛，肤温正常，以膝关节内侧、外侧及髌骨周围为主，右股四头肌轻度萎缩，以股四头肌内侧为主，膝关节屈伸活动度110°-5°，肤温正常；浮髌试验：左侧（－），右侧（－）；麦氏征：左侧（＋）右侧（－）；研磨试验：左侧（＋）右侧（－）；双下肢肢端血供尚可，余肢体无特殊。

二、辅助检查

1.**实验室检查**　C反应蛋白0.67mg/L；血常规：白细胞5.65×10⁹/L，中性粒细胞比例76.6%（↑）；红细胞沉降率9mm/h；凝血试验：D-二聚体0.71mg/L（↑），血浆凝血酶原时间11.4秒，国际标准化比值0.96，部分凝血活酶时间24.3秒；生化常规：尿素5.62mmol/L，肌酐61.1μmol/L，葡萄糖4.57mmol/L，尿酸284μmol/L；关节腔积液细菌培养阴性。

2.**影像学检查**　胸部CT扫描未见异常，两侧膝关节正侧位片：右膝人工关节置换术后，右侧膝关节退变。左侧膝关节退行性骨关节病。右膝关节CT提示：右侧人工膝关节置换后，右髌上囊积液，右侧膝关节退变。左膝关节CT提示：左膝前交叉韧带损伤，左膝外侧半月板前角撕裂，左膝关节外侧半月板后角、内侧半月板前后角变性，左膝内侧半月板内移，左侧髌骨、股骨下端、胫骨上端骨髓水肿，部分囊变，左膝髌内侧支持带水肿，左膝关节退化，左膝关节积液。

3.关节腔积液检查

（1）常规检查：黄色、浑浊；有核细胞487×10⁶/L（↑），红细胞37 250×10⁶/L（↑）。

（2）细胞学检查：涂片有核细胞数量增多，以巨噬细胞为主，右侧关节腔积液可见多核滑膜细胞，该细胞体积较大，细胞核数目较多，胞质丰富，呈灰蓝色（图4-73）；依据细胞形态分析，考虑为膝关节退行性变。

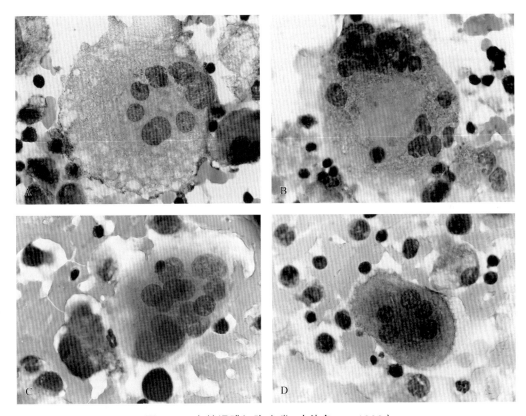

图4-73 多核滑膜细胞（瑞-吉染色，×1000）

三、病例分析

患者于1年前出现左膝部疼痛，近半个月左膝关节疼痛明显加重，以"左膝关节骨性关节炎"收入院，但右侧膝关节正中可见陈旧性手术瘢痕，肿胀明显，局部有压痛，右侧关节腔积液中可见较多滑膜细胞，该患者为老年人，右侧膝关节为人工关节置换术后，滑膜细胞增多、考虑滑膜损伤。

四、知识拓展

【病因】

骨性关节炎是关节软骨的退行性变和关节周围继发性的骨质增生。好发于中老年人，女性多于男性，也称为骨关节病、退行性关节炎、增生性关节炎和老年性关节炎。该病和关节软骨中胶原的合成与分解受到体内内分泌系统的影响，老年人内分泌系统功能减弱，造成软骨代谢异常有关。关节软骨的蛋白多糖合成受到抑制及胶原纤维受到破坏，影响软骨损伤的修复能力，导致退行性关节炎的发生。损伤也是骨关节炎的重要发病原因之一。关节软骨中的水分含量随年龄增长而逐渐减少，使软骨弹性下降，软骨细胞承受的压力增高，减低了关节软骨在冲击负荷时产生形变的能力，软骨易发生损伤。

【症状及体征】

骨性关节炎临床主要表现为疼痛、肿胀、功能障碍、畸形。初期疼痛多为间歇性轻微钝痛，活动多时疼痛加剧，休息后好转。有些患者在晨起或久坐后起立时感到疼痛，稍微活动后减轻，称之为"休息痛"。后期疼痛为持续性，活动后伴有疼痛，休息时无明显缓解，伴有跛行。关节肿胀是由滑膜增厚、滑液分泌增多、脂肪垫肥大、骨质增生引起的。早期关节活动受限是由肌肉保护性痉挛引起的，表现为清晨起床后或白天长时间关节不活动后，自觉关节僵硬，而稍活动后即可恢复正常，称之为"晨僵"。发展到后期主动和被动关节活动均受到限制，活动僵硬不适。

【治疗与预防】

本病的早期治疗目的是缓解疼痛，延缓病变发展，应尽量采用无创的治疗方法。包括生活方式和功能锻炼方式的教育，适当减轻负重关节的负担和合理的功能锻炼，避免长时间跑、跳、蹲，避免长时间或频繁爬楼梯、爬山等。合理的功能锻炼是指非负重的功能训练，以保持关节最大活动度，增强关节周围肌肉力量，增加关节稳定性。药物治疗原则是炎症明显时，以消炎为主，镇痛为辅；炎症不明显时，以镇痛为主，消炎为辅。当患者非手术治疗无效，影响工作及生活时，可考虑外科手术治疗，早期可在关节镜下行关节清除术，晚期出现畸形或持续性疼痛时可根据患者具体情况选择关节周围截骨术、关节融合术和人工关节置换术。

▶ 病例四　梅毒性关节炎

一、病例资料

主诉：患者，男，61岁，主因"右膝关节反复酸痛肿胀，乏力6个月"收入院。

现病史：患者自述6个月前无明显诱因出现右膝关节酸痛、乏力，休息后症状有好转，酸痛与天气变化无关，无低热、盗汗，无畏寒、晨僵，无其他小关节不适。曾在外院诊断为右膝关节病，给予镇痛等治疗后症状稍有缓解，6个月来症状反复并逐渐加重。现右膝关节疼痛明显，口服消炎镇痛药等处理，症状未见明显好转，为求进一步诊治，要求住院。

查体：体格检查：T 36.3 ℃，P 103次/分，R 19次/分，BP 117/86mmHg。

二、辅助检查

1. 实验室检查　C反应蛋白256.3mg/L（↑）；血常规：白细胞6.17×10^9/L，淋巴细胞比例42.5%；红细胞沉降率32mm/h（↑）；血浆纤维蛋白原7.39g/L（↑），D-二聚体1.92mg/L（↑）；血清梅毒抗体定量检测 7.85（↑）；梅毒反应素试验：阳性，滴度1∶32。

2. 影像学检查　DR检查：右膝关节骨性关节炎改变，并膝外翻、髌上囊大量积液可能。CT检查：右膝关节感染性病变？请结合临床及相关实验室检查。

3. 关节腔积液检查

（1）常规检查：红色、微浑；有核细胞560×10^6/L（↑），淋巴细胞比例86%（↑）。

（2）生化常规：总蛋白42.4g/L（↑）。

（3）免疫学检查：关节腔积液梅毒抗体检测：阳性；梅毒反应素试验：阳性，滴度1∶16。

（4）细胞学检查：涂片有核细胞数量中等，以成熟淋巴细胞为主，反应性淋巴细胞易见，滑膜细胞易见（图4-74～图4-77），偶见焦磷酸钙结晶及胆固醇结晶。滑膜细胞增多，请结合临床。

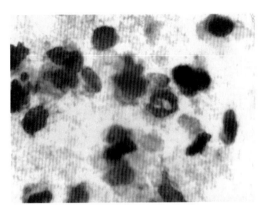

图4-74 有核细胞增多（瑞-吉染色，×1000）

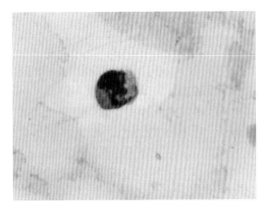

图4-75 反应性淋巴细胞（瑞-吉染色，×1000）

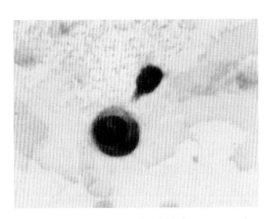

图4-76 滑膜细胞（瑞-吉染色，×1000）

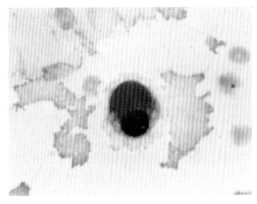

图4-77 滑膜细胞（瑞-吉染色，×1000）

三、病例分析

该患者关节腔积液为血性，淋巴细胞数量增高，血清、脑脊液及关节腔积液中梅毒抗体检测及梅毒反应素试验均阳性，结合患者临床表现和影像学检查可诊断为梅毒性关节炎。此类疾病与风湿性关节炎、结核性关节炎、Reiter综合征、淋球菌性关节炎、色素绒毛结节性滑膜炎、痛风性关节炎等疾病的临床表现相类似，对本病认识不足易引起误诊，因此对膝关节疾病的患者应认真询问病史，进行详细的体格检查，怀疑有性传播疾病者，应进行相关的实验室检查，结合关节镜下滑膜及软骨的特征性改变及病理组织、关节腔积液的相关检查进行诊断。

四、知识拓展

梅毒性关节炎又称为夏科关节炎，该病属于神经源性关节病，常见于40～60岁，因中枢或周围神经性疾病导致神经损害，患者没有感觉到关节疼痛，又称为无痛性关节病，影响关节的正常保护性反射，关节疼痛和功能受限与关节肿胀破坏不一致为本病的特点。

关节症状常在神经损伤多年后出现，一旦症状出现，病情会在几个月内迅速恶化并造成关节损坏。初期关节逐渐肿大、积液，关节可穿刺出血样液体。肿胀关节多无疼痛或仅轻微胀痛，关节功能受限不明显。关节破坏进一步发展可导致病理性骨折或关节脱位。该病不仅累及膝关节，而且也会损害其他部位关节。X线片早期见软组织肿胀，骨端致密，晚期关节显示不同程度的破坏，间隙狭窄，骨端致密，病理骨折，关节内游离体，骨质吸收，退变骨赘和新骨形成，以及关节脱位与畸形。

▶ 病例五 银屑病关节炎

一、病例资料

主诉： 患者，女，62岁，主因"反复全身红斑皮疹30年，四肢关节肿痛10年，加重1年"收入院。

现病史： 患者于30年前无明显诱因出现左肘不规则红斑皮疹，表面有白色鳞屑，伴瘙痒，无皮肤破溃、渗液、水疱、脓疱，予以药物治疗（具体不详），效果不佳，后逐渐出现全身红斑皮疹，症状同上述，均自行购买药物治疗（具体不详），疗效欠佳；患者于10年前无明显诱因在除上述症状基础上出现左手示指掌指关节及指间关节、双膝关节红肿疼痛，伴局部皮温升高、活动稍受限，无发热、脱发、口干、眼干、光过敏、口腔溃疡、雷诺现象等症状，患者自行口服双氯芬酸钠镇痛，疼痛有所好转，后患者逐渐出现左手拇指、示指，右手拇指、示指、环指掌指关节及指间关节、双腕关节、双膝关节、双肘关节、双肩关节、双髋关节、双踝关节、双足第一、四跖趾关节及颈部肿胀疼痛，伴局部皮温升高、活动受限，自行口服双氯芬酸钠镇痛，疼痛好转；5年前患者除上述症状外出现关节变形，主要表现为右手示指、左手环指天鹅颈样变。1年前患者无明显诱因出现左手拇指、示指，右手拇指、示指、环指掌指关节及指间关节、双腕关节、双膝关节、双肩关节、双肘关节、颈部疼痛，伴双手示指掌指关节皮温升高、肿胀，全身红斑皮疹，表面有白色鳞屑，无口干眼干、畏光，无发热、皮疹、脱发、口腔溃疡、雷诺现象、胸痛、双下肢水肿、夜间端坐呼吸等症状，患者予以双氯酸芬钠对症后疼痛缓解不明显，今为进一步治疗来诊，门诊以"银屑病关节炎"收入院。

查体： 入院检查：T 36.3℃，P 69次/分，R 19次/分，BP 157/74mmHg，神志清楚，精神尚可，心肺腹无特殊。脊柱无畸形。四肢无畸形，双下肢无水肿。生理反射存在，病理反射未引出。右手示指指间关节，左手拇指掌指关节，示指掌指关节、指间关节，双肩关节，双肘关节，双膝关节、左髋关节压痛，有轻度肿胀，伴皮温升高，有活动受限；右手示指、左手环指天鹅颈样变；左手示指无法屈曲。背部、颈部、四肢、腹部、发际可见散在斑块状红斑，部分融合成片，表面散在白色细碎鳞屑，无皮肤破溃、脓疱、分泌物、渗血、渗液。

二、辅助检查

1.实验室检查 C反应蛋白30.2mg/L（↑）；血常规：白细胞$7.27×10^9$/L，中性粒细胞比例86.6%（↑），血小板$323×10^9$/L（↑）；红细胞沉降率68.6mm/h（↑）；生化常规：肌酐43μmol/L（↓），甘油三酯1.83mmol/L（↑），高密度脂蛋白胆固醇0.97mmol/L（↓），尿酸323μmol/L，类风湿因子＜10IU/ml；免疫：抗核抗体1∶100（2＋，胞浆颗粒型），抗环瓜氨酸肽抗体IgG＜1，自身抗体15项均阴性，结核抗体未见异常；微生物检查：两侧膝关节关节腔液细菌培养细菌涂片、真菌涂片、抗酸杆菌涂片均阴性。

2.影像学检查 左指关节彩超：左手掌指及指间关节滑膜增厚。X线检查：①双手多发关节炎表现，请结合实验室检查及临床病史；②左手环指近节指骨骨干条片状密度减低影，骨囊肿可能，请结合CT检查。

3.关节腔积液检查

（1）常规检查：左膝，淡黄色、浑浊；有核细胞$4114×10^6$/L（↑），红细胞$29×10^6$/L（↑）；右膝，淡黄色、微浑浊；有核细胞$1469×10^6$/L（↑），红细胞$44×10^6$/L（↑）。

（2）细胞学检查

1）左膝：涂片有核细胞量多，以中性粒细胞为主，提示急性炎症反应，请结合临床（图4-78）。

2）右膝：涂片有核细胞量多，以淋巴细胞为主，提示存在免疫性损伤，请结合临床（图4-79）。

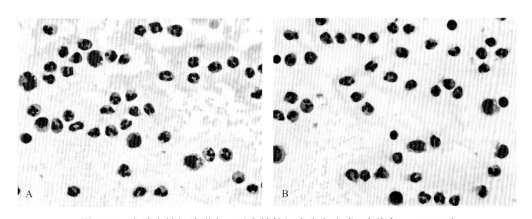

图4-78 左膝有核细胞增多，以中性粒细胞为主（瑞-吉染色，×1000）

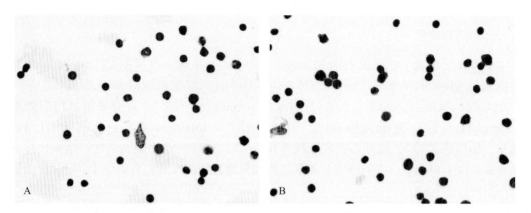

图4-79　右膝有核细胞增多，以淋巴细胞为主（瑞-吉染色，×1000）

三、病例分析

患者因"反复全身红斑皮疹30年，四肢关节肿痛10年，加重1年"入院。临床送检双侧膝关节腔积液进行细胞学检查，左膝关节腔积液细胞学以中性粒细胞为主，提示急性炎症反应；而右膝关节腔积液细胞学以淋巴细胞为主，提示存在免疫性损伤。为什么双侧膝关节腔积液会出现两种不同的细胞学表现呢？根据病史及典型临床表现要考虑银屑病关节炎，但病历中没有直接提及是什么原因造成的两种细胞学表现，经与主管医师沟通后终于解除疑惑：该患者是全身重度的银屑病，左侧膝关节是新发肿痛，而右侧膝关节肿痛的时间已较长。

临床同时送检不同部位的关节腔积液进行细胞学检查较少见，当出现不同细胞学表现时，一定要结合临床综合分析，多和临床医师沟通，除了能解除自身的疑惑，也许还有其他意外的收获。

四、知识拓展

【病因】

银屑病关节炎（psoriaticarthritis，PsA）是一种与银屑病相关的慢性炎性骨骼肌肉疾病，又称为关节病型银屑病，1964年美国风湿病学会将PsA定义为独立的风湿性疾病，分属于脊柱关节炎。目前关于PsA的具体发病机制尚未明确，其中涉及多种不同的因素，包括遗传因素、环境因素和免疫学因素。PsA在我国的患病率为0.01%～0.1%，7%～42%的银屑病可发生PsA，且随着银屑病病程的延长其患病率逐渐升高。

【症状及体征】

从皮肤银屑病到出现PsA的平均病程约为10年，约70%的患者银屑病皮损表现早于关节炎症状出现，分别有15%的患者皮损表现与关节炎症状同时发生或PsA发生于皮损之前。PsA主要累及跖趾关节、指（趾）间关节、掌指关节等手足小关节，也可累及肘关节、腕关节、踝关节及膝关节等四肢大关节，少数可累及骶髂关节及脊柱。受累关节常不对称，远端指间关节受累常见且具有一定的特征性，累及手关节较足关节多见。该病血清检测类风湿因子通常阴性，急性活动期可出现红细胞沉降率和C反应蛋白的显著升高。部分患者血清类风湿因子阳性，少数PsA患者血清抗CCP抗体阳性，两者最常见于破坏性和（或）多关节炎型PsA，但偶尔在无关节炎的严重银屑病患者中亦可检测到。中轴型、多关节型或少关节型伴中轴关节受累的PsA患者，人类白细胞抗原B27（HLA-B27）阳性率分别为56%、24%及31%，HLA-B27与附着点炎、指（趾）炎和对称性骶髂关节炎的发生相关。

【治疗与预防】

多项研究结果表明，PsA患者在起病后的2年内接受规范治疗可减轻其关节损害。若诊断延迟6个月，则患者的影像学和关节功能预后均低于早期接受诊治者。因此，早期诊断对于改善PsA患者的预后至关重要。

PsA是一种异质性疾病，其临床表现涉及许多方面，需多学科协作治疗。风湿科医师应以治疗PsA的肌肉骨骼症状为主，肌肉骨骼受累情况不同，药物治疗反应亦不同。在管理PsA患者时，应考虑到每一种肌肉骨骼表现、非肌肉骨骼表现（皮肤、眼和胃肠道）及合并症，如代谢综合征、心血管疾病或抑郁症，并做出相应的治疗决策。若有明显的皮肤受累，需与皮肤科医师合作。一般非药物治疗包括物理治疗、作业治疗、戒烟、锻炼等。强烈推荐PsA患者戒烟。主要的药物包括非甾体抗炎药（NSAID）、糖皮质激素、传统合成改善病情抗风湿药（DMARD）、生物DMARD、靶向合成DMARD等。

参 考 文 献

卞荣鹏，陈康，朱浩，2020. 全髋关节置换术后假体周围感染的独立危险因素分析［J］. 中国骨与关节损伤杂志，35（4）：368-370.

陈孝平，汪建平，赵继宗，2018. 外科学（第9版）［M］. 北京：人民卫生出版社.

陈业辉，聂品，江文，等，2016. 前列腺癌骨转移的预测因素［J］. 南方医科大学学报，36（2）：205-209.

丁呈彪，周云，2015. 膝骨性关节炎患者滑膜炎的发病机制及研究进展［J］. 中国组织工程研究，19（51）：8327-8332.

丁宜，黄啸原，2021. 临床病理诊断与鉴别诊断-骨与关节疾病［M］. 北京：人民卫生出版社.

段爱军，闫立志，袁长巍，2023. 前列腺液细胞学图谱［M］. 北京：科学出版社.

何生，郭彩蓉，胡建斌，等，2021. 基于关节液细胞形态学检查诊断膝部假性痛风二例［J］. 浙江中西医结合杂志，31（6）：543-545.

贺占坤，沈杰威，2013. MMP-2、MMP-3、MMP-9和TIMP-1评价膝关节骨性关节炎的临床研究［J］. 重庆医学，42（32）：3872-3874.

黄忠华，李振国，闵琴琴，等，2020. 焦磷酸钙沉积病7例临床病理学分析［J］. 临床与实验病理学杂志，36（6）：726-728，731.

君安医学细胞平台专家委员会，2023. 关节腔积液细胞形态学检验中国专家共识（2023）［J］. 现代检验医学杂志，38（3）：24-28.

李建锋，王豫平，林鸣琴，2020. 膝关节滑膜软骨瘤病的超声表现及其病理改变［J］. 影像研究与医学应用，4（7）：171-172.

李胜堂，石学文，娄金鹏，等，2022. 关节镜治疗肩关节滑膜软骨瘤病1例［J］. 中国矫形外科杂志，30（23）：2205-2208.

梁勤，鲁彦，张锐，等，2023. 焦磷酸钙沉积病8例实验室分析［J］. 临床检验杂志，41（8）：637-638.

刘成玉，罗春丽，2014. 临床检验基础（第5版）［M］. 北京：人民卫生出版社.

刘平平，张兵林，笪冀平，2016. 滑膜肉瘤的研究进展［J］. 中国组织化学与细胞化学杂志，25（3）：280-284.

尚红，王毓三，申子瑜，2015. 全国临床检验操作规程（第4版）［S］. 北京：人民卫生出版社.

施桂英，2000. 关节炎概要［M］. 北京：中国医药科技出版社.

万梓鸣，李明，2020. 儿童急性髋关节滑膜炎临床分期及治疗［J］. 重庆医学，39（22）：3096-3098.

吴孟超，吴在德，黄家驷，2020. 外科学（第8版）［M］. 北京：人民卫生出版社.

伍沪生，2014. 痛风与晶体性关节病［M］. 北京：人民卫生出版社.

夏玲娣，郝强，王飞，2014. 骨关节疾病影像诊断图谱［M］. 上海：第二军医大学出版社.

许文荣，林东红，2015. 临床基础检验学技术［M］. 北京：人民卫生出版社.

杨清兰，饶华春，游玉权，等，2020. 660例关节腔积液有形成分分析［J］. 临床检验杂志，38（1）：37-40.

袁慧书，郎宁，2017. 中华医学影像案例解析宝典［M］. 北京：人民卫生出版社.

中华人民共和国国家卫生健康委员会，2020. 临床体液检验技术要求（WS/T662-2020）［S］. 北京：

中国标准出版社.

Bruce D. Browner. 马信龙，冯世庆，李世民，等，主译，2015. 创伤骨科学［M］. 天津：科技翻译出版有限公司.

Gary S. Firestein，Ralph C. Budd，Sherine E. Gabriel，等. 粟占国，主译，2023. 凯利风湿病学（第11版）［M］. 北京：北京大学医学出版社.

Abhishek A，Doherty M，2014. Epidemiology of calcium pyrophosphate crystal arthritis and basic calcium phosphate crystal arthropathy［J］. Rheum Dis Clin North Am，40（2）：177-191.

Alamanda VK，Springer BD，2018. Perioperative and modifiable risk factors for periprosthetic joint infections（PJI）and recommended guidelines［J］. Curr Rev Musculoskelet Med，11（3）：325-331.

Alfredson H，Masci L. Spang C，2022. Is There a relationship between quadriceps tendinopathy and suprapatellar plica? An observational case series［J］. Int Med Case Rep J，15：81-84.

Belluzzi E，Stocco E，Pozzuoli A，et al，2019. Contribution of infrapatellar fat pad and synovial membrane to knee osteoarthritis pain［J］. Biomed Res Int，2019：6390182.

Chisari E，Parvizi J，2020. Accuracy of blood-tests and synovial fluid-tests in the diagnosis of periprosthetic joint infections［J］. Expert Rev Anti Infect Ther，18（11）：1135-1142.

Clinical and Laboratory Standards Institute（CLSI），2006. Body fluid analysis for cellular composition；approved guideline. CLSI document H56-A. Clinical and Laboratory Standards Institute.

Cui JR，Zhang JM，2022. Cartilage oligomeric matrix protein，diseases，and therapeutic opportunities［J］. International Journal of Molecular Sciences，23（16）：9253.

Eisenberg John M，Schumacher H. Ralph，Davidson Peter K，et al，1984. Usefulness of synovial fluid analysis in the evaluation of joint effusions：Use of threshold analysis and likelihood ratios to assess a diagnostic test［J］. Archives of Internal Medicine，144（4）：715-719.

Freemont AJ，1995. Synovial fluid analysis-its place，usefulness，indications，and potential relevant findings［J］. Rheumatology in Europe，24：69-71.

Freemont AJ，Denton J，1985. Disease distribution of synovial fluid mast cells and cytophagocytic mononuclear cells in inflammatory arthritis［J］. Ann Rheum Dis，44（5）：312-315.

Geraghty RM，Spear M，2017. Evidence for plical support of the patella［J］. J Anat，231（5）：698-707.

Halverson PB，Cheung HS，McCarty DJ，et al，1981. "Milwaukee shoulder" -association of microspheroids containing hydroxyapatite crystals，active collagenase，and neutral protease with rotator cuff defects. ii. synovial fluid studies［J］. Arthritis & Rheumatism，24（3）：474-483.

Heijink A，Vanhees M，van den Ende K，et al，2016. Biomechanical considerations in the pathogenesis of osteoarthritis of the elbow［J］. Knee Surg Sports Traumatol Arthrosc，24（7）：2313-2318.

Khanna D，Fitzgerald JD，Khanna PP，et al，2012. American college of rheumatology guidelines for management of gout. Part 1：systematic nonpharmacologic and pharmacologic therapeutic approaches to hyperuricemia［J］. Arthritis Care Res（Hoboken），64（10）：1431-1446.

Kleiber BC，Rosenthal AK，Lans D，et al，2017. Calcium pyrophosphate deposition disease and associated medical comorbidities：A national cross-sectional study of US veterans［J］. Arthritis Care Res（Hoboken），69（9）：1400-1406.

Kohn NN，Hughes RE，McCarty DJ，et al，1962. The significance of calcium phosphate crystals in the synovial fluid of arthritic patients：The "pseudogout syndrome"［J］. Annals of Internal Medicine，56（5_Part_1）：738-745.

Latourte A，Rat AC，Ngueyon SW，et al，2020. Chondrocalcinosis of the knee and the risk of osteoarthritis progression: data from the knee and hip osteoarthritis long-term assessment cohort [J]. Arthritis Rheumatol, 72 (5): 726-732.

Lee HJ, Reginato A, Torralba TP, 1966. Examination of synovial fluid as a diagnostic aid in arthritis [J]. Medical Clinics of North America, 50 (5): 1281-1293.

Lee PYF, Nixion A, Chandratreya A, et al, 2017. Synovial plica syndrome of the knee: a commonly overlooked cause of anterior knee pain [J]. Surg J (N Y), 3 (1): e9-e16.

Lenski M, Scherer MA, 2014. Analysis of synovial inflammatory markers to differ infectious from gouty arthritis [J]. Clin Biochem, 47 (1-2): 49-55.

Macchi V, Stocco E, Stecco C, et al, 2018. The infrapatellar fat pad and the synovial membrane: an anatomo-functional unit [J]. J Anat, 233 (2): 146-154.

McCarthy GM, Dunne A, 2018. Calcium crystal deposition diseases-beyond gout [J]. Nat Rev Rheumatol, 14 (10): 592-602.

McCarty DJ, Hollander JL, 1961. Identification of urate crystals in gouty synovial fluid [J]. Annals of Internal Medicine, 54 (3): 452-460.

Miller S, Chiu C, 2021. The role of metagenomics and next-generation sequencing in infectious disease diagnosis [J]. Clin Chem, 68 (1): 115-124.

Mobasheri A, Matta C, Zákány R, et al, 2015. Chondrosenescence: definition, hallmarks and potential role in the pathogenesis of osteoarthritis [J]. Maturitas, 80 (3): 237-244.

Parvizi J, Harwin S. F, 2014. Periprosthetic joint infection [J]. J Knee Surg, 27 (4): 249-250.

Ropes MW, Bauer W, 1953. Synovial fluid changes in joint disease [M]. Cambridge, Massachusetts: Harvard University Press.

Rupp M, Lau E, Kurtz SM, et al, 2020. Projections of primary TKA and THA in Germany from 2016 through 2040 [J]. Clin Orthop Relat Res, 478 (7): 1622-1633.

Sabchyshyn V, Konon I, Ryan LM, et al, 2018. Concurrence of rheumatoid arthritis and calcium pyrophosphate deposition disease: A case collection and review of the literature [J]. Semin Arthritis Rheum, 48 (1): 9-11.

Schindler OS, 2014. ' The Sneaky Plica' revisited: morphology, pathophysiology and treatment of synovial plicae of the knee [J]. Knee Surg Sports Traumatol Arthrosc, 22 (2): 247-262.

Shmerling RH, 1994. Synovial fluid analysis. A critical reappraisal [J]. Rheum Dis Clin North Am, 20 (2): 503-512.

Swan A, Amer H, Dieppe P, 2002. The value of synovial fluid assays in the diagnosis of joint disease-a literature survey [J]. Ann Rheum Dis, 61 (6): 493-498.

Tedeschi SK, Pascart T, Latourte A, et al, 2021. Identifying potential classification criteria for calcium pyrophosphate deposition disease: item generation and item reduction[J]. Arthritis Care Res(Hoboken): 74 (10): 1649-1658.

Wang FD, Wang YP, Chen CF, et al, 2018. The incidence rate, trend and microbiological aetiology of prosthetic joint infection after total knee arthroplasty: A 13 years' experience from a tertiary medical center in Taiwan [J]. J Microbiol Immunol Infect, 51 (6): 717-722.

Williams CJ, Rosenthal AK, 2021. Pathogenesis of calcium pyrophosphate deposition disease [J]. Best Pract Res Clin Rheumatol, 35 (4): 101718.

Wong JS, Lalam R, 2019. Plicae: Where do they come from and when are they relevant? [J]. Semin Musculoskelet Radiol, 23 (5): 547-568.

Zhu JC, Cong Q, 2022. Cholesterol crystals in rheumatoid bursal fluid [J]. Rheumatology, 61 (5): e132.